AF311456

Office Central d'Hygiène Sociale

et de

Préservation antituberculeuse

du Puy-de-Dôme

Son Programme

Ses premiers Résultats

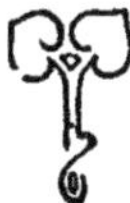

CLERMONT-FERRAND

IMPRIMERIES TYPOGRAPHIQUE ET LITHOGRAPHIQUE G. MONT-LOUIS

1920

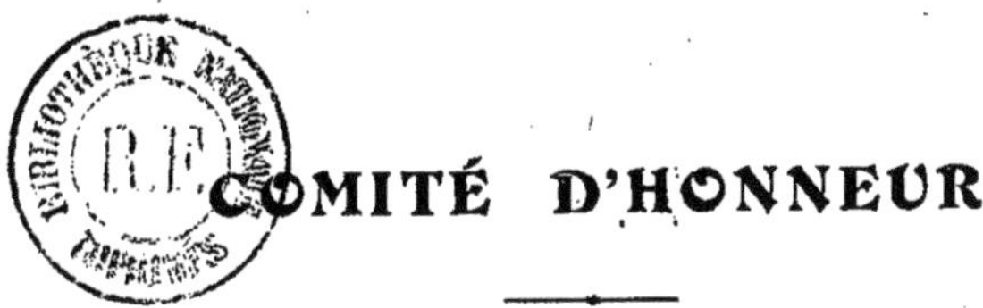

COMITÉ D'HONNEUR

Président : M. Léon BOURGEOIS, Président du Comité National de
défense contre la Tuberculose.

Membres : M. le Préfet du Puy-de-Dôme.

M. le Président du Conseil Général.

MM. les Sénateurs et Députés du Puy-de-Dôme.

M. le Général Commandant la 13e Région de Corps d'armée.

MM. les Maires de Clermont, Ambert, Riom, Issoire et
Thiers.

M. le Recteur de l'Académie.

M. le Directeur du Service de Santé de la 13e Région.

Monseigneur l'Evêque de Clermont.

Monseigneur le Coadjuteur de l'Evêque de Clermont.

M. le Pasteur de l'Eglise réformée.

M. le Ministre du Culte Israélite.

M. le Dr SABOURIN, ancien Président du Comité d'Assistance aux Tuberculeux militaires.

CONSEIL D'ADMINISTRATION

Président : M. ALBERT, Président honoraire du Tribunal civil de
Clermont.

Vice-présidents : M. le Dr BOUSQUET, Directeur de l'Ecole de Médecine (Clermont).

M. le Dr CHASSAING, Conseiller général (Ambert).

M. le Dr DELANEF (Issoire).

M. FERY D'ESCLANDS, Conseiller honoraire à la
Cour d'appel (Riom).

M. GUIONIN, Vice-Président de la Commission administrative des Hospices (Thiers).

Secrétaire général (1) : M. le Dr GAUTREZ, Directeur des Services d'Hygiène, Clermont Ferrand.

Secrétaire général adjoint : M. le Dr Marc BLATIN, Conseiller général, Clermont-Ferrand.

Trésorier : M. Maurice CHALUS, Banquier, Président de la Chambre de Commerce de Clermont-Ferrand.

Trésorier adjoint : M. Paul CHOMETTE, Délégué régional de la Société Française de Secours aux Blessés.

Membres : M. le Dr AHOND, Conseiller général (Ardes-sur-Couze).

M. ARNAUD, Architecte, Vice Président de la Commission sanitaire de Clermont.

Mlle ARNOLD, Présidente de l'OEuvre des Enfants à la Montagne.

M. BAUDRY, Directeur des Mines de Messeix.

M. BERAUD, Directeur des Mines de Charbonnier.

M. le Dr BESSERVE, Conseiller général (Pont du-Château).

M. BOYER, Inspecteur de l'Assistance publique.

Mme CHALUS, Présidente du Comité des Dames de la Société Française de Secours aux Blessés, à Clermont-Ferrand,

M. CHAVASTELON, Doyen de la Faculté des Sciences.

M. COLOMBIER, Président de la Société d'Encouragement à la Petite Propriété.

M. COTE Henri, Conseiller municipal, Président du Syndicat départemental agricole du Puy-de-Dôme.

M. le Dr CORNET, ancien Trésorier du Comité d'Assistance aux Tuberculeux militaires.

M. le Dr CORNY, Conseiller général (Lezoux).

M. DESDEVISES DU DEZERT, Doyen honoraire de la Faculté des Lettres.

M. le Dr DUBOIS, Médecin Chef de l'Asile Sainte-Marie, Conseiller municipal de Clermont.

M. GAGNIÈRE, Président de la Fédération des Sociétés de préparation militaire du Puy-de-Dôme.

Mme GAUTREZ, Présidente du Comité Clermontois de l'Union des Femmes de France.

M. le Dr GILARD, délégué du Diaconat de l'Eglise réformée.

M. GIROD, Président de la Fédération des Sociétés de Gymnastique du Puy-de-Dôme.

M. le Dr GRASSET, Président de la Fédération des Mutilés du Puy-de-Dôme.

---

(1) Le Secrétaire général fait fonctions de DIRECTEUR TECHNIQUE de l'Office.

M. le Dr Huguet, Vice-Président du Conseil départemental d'Hygiène.

M. Icole, Délégué de l'Associations des Anciens Éleves du Lycée.

M. Jalenques, Président du Coin de Terre Clermontois.

M. L'Ebraly, Président de l'Association d'Enseignement privé.

M. Leclerc, Délégué de l'Union des Syndicats Ouvriers.

M. le Dr Marcombes, Conseiller général, Maire de Clermont-Ferrand.

M. le Dr Morlet, Délégué de la Société Bergougnan et Cie.

M. Ollier, Délégué de la Chambre de Commerce de Clermont-Ferrand.

M. Pajot, Président du Conseil des Conférences de Saint-Vincent de Paul.

M. le Dr Planchard, Président du Syndicat des Médecins du Puy-de-Dôme.

M. Poizat, Directeur des Mines de Saint-Eloy.

M. Pouget, Délégué de la Société Michelin et Cie.

M. le Dr Pourtier, Conseiller général (Saint-Gervais-d'Auvergne),

M. Rauzier, Pasteur, Président du Presbytère de l'Eglise réformée.

M. Sivadon, Pasteur, Délégué de la Section clermontoise de la Ligue contre l'Alcoolisme.

M. Tixier-Aubergier, Président de la Caisse d'Epargne de Clermont.

M. Toureng, Inspecteur d'Académie.

M. le Dr Vigenaud, Président de l'Union des Sociétés de Secours mutuels du Puy-de-Dôme.

EXTRAIT DES STATUTS

I. — But et composition de l'Association.

ARTICLE PREMIER

Il est créé à Clermont-Ferrand, sous le nom d'Office Central d'Hygiène sociale et de Préservation antituberculeuse du département du Puy-de-Dôme, une Association qui a pour but de seconder, de développer et de coordonner les efforts des diverses œuvres qui, dans le département du Puy-de-Dôme, se préoccupent, à titre principal ou même accessoire, de répandre l'hygiène sociale et de lutter contre les maladies sociales, plus particulièrement contre la tuberculose,

L'Office Central constitue entre ces œuvres un lien qui leur permet de s'entr'aider. Il étudie et leur soumet toutes modifications susceptibles de simplifier et d'activer leur action.

Il provoque, au besoin, la création d'œuvres nouvelles et de groupements nouveaux et prend directement, par tous les moyens en son pouvoir, les mesures générales utiles à son objet.

Il se fait l'organe des intérêts généraux vis-à-vis de l'opinion et des pouvoirs publics.

Sa durée est illimitée.

Son siège social est à Clermont-Ferrand.

ARTICLE 2

L'Office Central offre son concours aux œuvres sans l'imposer. Il ne s'immisce pas dans leur administration intérieure et s'interdit d'empiéter sur l'objet spécial de chacune d'elles.

D'une façon générale, il fait seulement ce qu'elles ne sont pas en mesure de faire.

De leur côté, les œuvres affiliées ne peuvent se prévaloir de leur qualité de membre de l'Office Central qu'avec l'autorisation écrite du Conseil d'administration de l'Office.

Les moyens d'action de l'Office Central comprennent notamment tous les modes de publicité et d'assistance.

Article 3

L'Association comprend deux catégories de membres :

1° Les Associations et groupements, constitués conformément à la loi, qui ont en vue, à titre principal ou accessoire, le développement de l'hygiène sociale ou la lutte contre les maladies sociales, notamment contre la tuberculose.

2° Les personnes qui désirent prêter leur concours à l'Office Central.

L'admission, pour chacune de ces deux catégories, est subordonnée au vote du Conseil d'administration. Toutefois, les premières admissions seront ratifiées par l'Assemblée générale constitutive.

Les cotisations, pour chacune des deux catégories, sont établies comme suit :

Associations et Groupements : dix francs par an.

Particuliers : Membres bienfaiteurs, cinq cents francs au moins une fois versés.

Membres fondateurs : cent francs au moins une fois versés.

Membres actifs : dix francs au moins par an.

Membres associés : cinq francs par an.

Membres adhérents : un franc au moins.

La cotisation de membre actif peut être rachetée à toute époque en versant, en une fois, une somme au moins égale à neuf fois le montant de la cotisation annuelle.

Le titre de membre honoraire ou d'honneur peut être décerné par le Conseil d'administration aux personnes qui rendent ou ont rendu des services signalés à l'Office. Ce titre confère aux personnes qui l'ont obtenu le droit de faire partie des Assemblées générales sans être tenues de payer une cotisation annuelle.

. . . ./. . . . .

Article 5

L'Association est administrée par un Conseil composé de la manière suivante :

1° Six membres du Conseil général du Puy-de-Dôme, désignés par leurs collègues ;

2° Chaque association ou groupement y est représenté de droit par son président ou par un délégué ;

3° Dix membres sont élus par l'Assemblée générale, au scrutin secret, pour trois ans. Leur mandat est renouvelable.

4° Enfin le Conseil, ainsi composé, a le droit de s'adjoindre, jusqu'à concurrence de cinq membres, les personnes qui, par leur compétence spéciale ou leur dévouement, lui semblent mériter ce choix. Cette nomination est également faite pour trois ans et renouvelable.

En cas de vacance, le Conseil pourvoit provisoirement au remplacement des membres décédés ou démissionnaires. Il est procédé à leur remplacement définitif par la plus prochaine Assemblée générale. La durée des mandats des membres ainsi nommés ne peut excéder celle des mandats des membres qu'ils ont remplacés.

Le Conseil d'administration nomme, à la majorité et au scrutin secret, un bureau composé de :

Un Président ;

Cinq Vice-Présidents (un par arrondissement) ;

Un Secrétaire général, médecin ;

Un Secrétaire général adjoint ;

Un Trésorier et un Trésorier adjoint.

Le renouvellement du Bureau a lieu tous les trois ans, après celui du Conseil.

Les membres du Bureau sont rééligibles.

Pour multiplier son action et la rendre plus efficace, le Conseil d'administration peut déléguer partie de ses pouvoirs à des Sous-Conseils d'administration fonctionnant au chef-lieu de chaqne arrondissement et dont il détermine la composition et le nombre des membres. Chacun de ces Sous-Conseils est présidé par un des Vice-Présidents du Conseil central et choisit son secrétaire.

Article 6

Les membres du Conseil d'administration se répartissent, suivant leur compétence, en cinq Commissions permanentes de travail qui sont : les *Commission de propagande, Commission des Finances, Commission technique, Commission de préservation de l'enfance, Commission d'assistance.*

Chaque Commission nomme un Président, un Vice-Président et un Secrétaire. Les Présidents des Commissions permanentes font partie du Bureau de l'Office.

Extrait du Règlement Intérieur

. . . .

Infirmières Visiteuses.

Article 11

Chaque dispensaire devra comprendre obligatoirement une ou plusieurs visiteuses d'hygiène chargées d'assister les médecins, à l'heure de la consultation, de préparer ce qui est nécessaire pour l'exécution du service, et aussi de la tenue et du classement des fiches et des dossiers.

Les infirmières visiteuses font encore les enquêtes au domicile des malades et présentent toutes propositions utiles concernant l'aide à leur accorder, soit par l'allocation de secours en nature, soit par l'admission dans les sanatoriums et hôpitaux, soit par l'éloignement des enfants sains, le placement des malades capables de travailler, etc.

Elles assurent l'éxécution des prescriptions médicales et hygiéniques et sont tout particulièrcment appelées à faire l'éducation des familles, dans leurs nombreuses visites à domicile.

Elles ne peuvent être transformées en garde-malades.

Article 12

Les infirmières visiteuses sont placées sous les ordres du Médecin-Directeur du dispensaire auquel elles sont affectées.

Elles doivent avoir fait des études appropriées et posséder un diplôme justifiant leur compétence et leur aptitude spéciale.

L'une d'elles est désignée comme visiteuse-chef. Elle répartit le travail entre ses collaboratrices, contrôle leur activité, centralise les renseignements recueillis et les propositions faites par elles et les transmet au Médecin-Directeur.

Article 13

Transitoirement, et en attendant qu'un personnel compétent ait pû être recruté, l'infirmière visiteuse-chef de chaque dispensaire pourra être aidée par des Dames de la Croix-Rouge ou des personnes honorables possédant un diplôme d'infirmière ou ayant une instruction technique suffisante.

Dans un délai de trois ans, toutes les infirmières visiteuses des dispensaires rattachés à l'Office devront être munies du diplôme spécial, qu'elles soïent bénévoles ou rétribuées.

Article 14

Les visiteuses en chef des dispensaires associés devront être agréées et soumises, ainsi que tout le personnel féminin, à la surveillance, l'inspection et au contrôle d'une *Infirmière visiteuse Major* nommée par l'Office central et adjointe, pour ce service spécial, au Directeur technique.

Les traitements des infirmières visiteuses sont fixés par le Conseil d'Administration.

Obligations des Dispensaires associés.

Article 15

Chaque dispensaire associé s'engage à accepter les prescriptions ci-dessus énoncées concernant les infirmières visiteuses ainsi que la surveillance et l'inspection de l'Office central s'exerçant par la Commission technique et par l'infirmière visiteuse–major.

Il sera tenu d'adresser, chaque mois, à l'Office, un rapport sommaire sur le fonctionnement administratif, médical et social. Chaque année, un rapport détaillé fera connaître les résultats obtenus, les progrès réalisés et les améliorations désirables et contiendra un état détaillé des recettes et des dépenses avec le projet de budget, en vue des subventions à obtenir pour l'année suivante.

En outre des fiches médicales et sociales dont le modèle sera fourni par l'Office, d'accord avec la Commission américaine pour la Prophylaxie de la Tuberculose, chaque dispensaire devra aussi, adopter et établir un système de fiches spéciales destinées aux relations avec le fichier central à constituer.

Laboratoire central et Radiographie.

Article 16

A défaut d'un laboratoire de recherches et d'un poste de radiologie par dispensaire, il sera établi au dispensaire !du chef-lieu du département un Laboratoire central et un service de radiologie chargés de procéder à tous les examens demandés par tous les dispensaires d'arrondissement ou tous autres qui viendraient à être créés.

Des instructions spéciales seront adressées aux dispensaires locaux pour la transmission des crachats ou autres produits à examiner et pour l'envoi des malades à radioscoper et à radiographier.

RAPPORT

du Secrétaire Général [1]

———◦≫◦≪◦———

Mesdames, Messieurs,

Chaque année, avant la session d'août du Conseil général, l'Office Central d'Hygiène sociale et de Préservation antituberculeuse du Puy-de-Dôme doit se réunir en Assemblée générale pour entendre l'exposé de la situation morale et financière de l'Association, dresser le budget du prochain exercice et établir le programme de l'année suivante. Comptes, budget et programme doivent être, en effet, soumis à l'Assemblée départementale, qui a bien voulu nous confier la direction de la lutte antituberculeuse dans le département et à qui nous devons faire connaître, avec les détails de nos faits et gestes, les résultats obtenus, ceux escomptés pour un avenir plus

---

(1) Rapport lu à l'Assemblée générale du 24 juillet 1920.

ou moins prochain, ainsi que la nature et l'importance de nos besoins.

Cette année, la période envisagée ne comportera qu'un semestre. L'Office a été constitué par le vote de l'Assemblée générale du 11 décembre 1919 ; il n'a donc que six mois d'existence. Il est vrai qu'un des dispensaires adhérents, devançant notre fondation, était inauguré dès le 4 novembre 1919. Mais, si intéressants et si encourageants que soient les résultats, ils ne sauraient donner lieu aujourd'hui à de bien longues constatations. Nous en profiterons, si vous le permettez, pour préciser devant vous la portée exacte de l'entreprise à laquelle vous vous êtes associés, pour fixer les bases de notre action et essayer d'esquisser un plan d'organisation en rapport avec les données actuelles de la science, avec les desiderata de la prophylaxie en découlant, avec l'expérience acquise partout où un effort sérieux et durable a été tenté, avec les besoins de nos diverses agglomérations.

Je rappellerai d'abord, si vous le voulez bien, l'histoire de la lutte antituberculeuse dans notre département, les conditions dans lesquelles l'Office a pris naissance et les circonstances qui ont présidé à sa fondation. Il y a, je crois, à cet égard, une mise au point nécessaire et il n'est pas inutile de souligner, d'une part, à quels obstacles se heurtent trop souvent les affaires qui paraissent les plus simples et les plus faciles à résoudre ; d'autre part, les longs délais que mettent à aboutir les projets les plus urgents, entrepris ensuite avec une hâte et un défaut de préparation qui conduisent parfois à de fausses manœuvres sinon à l'insuccès.

I. — HISTORIQUE

Période antérieure à 1914. — Le premier mouvement de propagande créé dans notre département en faveur de la lutte antituberculeuse remonte à l'année 1892. Bien superficiel et éphémère, il ne dura qu'un soir et consista en une conférence faite par le Directeur de l'Ecole de Médecine, le regretté docteur LEDRU, sous les auspices de la Ligue française antituberculeuse qui venait d'être fondée par le professeur ARMAINGAUD, de Bordeaux. Quatre ans auparavant, en 1888, parlant en son nom personnel, un jeune médecin, un débutant, avait signalé le péril au cours d'une causerie faite dans le grand amphithéâtre de la Faculté des Lettres. Il reprendra beaucoup plus tard cette tâche à peine ébauchée et la poursuivra dans des conditions meilleures et dans une atmosphère plus favorable.

Les années s'écoulent alors nombreuses et silencieuses, dans notre ville et dans notre région. C'est pourtant la période durant laquelle une agitation mondiale se crée et se développe en faveur de recherches scientifiques et d'une organisation destinées à arrêter les ravages partout dénoncés d'un fléau sans cesse grandissant. Les congrès nationaux se succèdent, à Paris, à Berlin, à Naples, à Londres. Des associations nationales, véritables comités de vigilance, se constituent. Une permanence internationale s'établit qui sera le point de départ d'une Association internationale réunissant en une vaste fédération tous les comités nationaux. Des congrès internationaux, envisageant tous les moindres côtés de l'angoissant problème, s'efforcent de dégager toutes les solutions, tant au point de vue du traitement que de la prévention. Les corps savants délibèrent ; les gouvernements s'émeuvent. Pour ne citer que ce qui se passe en France, l'Académie de médecine, en 1898, sur un rapport magistral du professeur GRANCHER, discute longuement et s'efforce de tracer les grandes lignes de la prophylaxie. En 1899, une commission extra-parlementaire est nommée à l'effet de rechercher les moyens pratiques de combattre la propagation de la tuberculose. Dès 1900, elle publiera un premier et important volume de délibérations et de conseils. En 1902, elle deviendra la Commission permanente de préservation contre la tuberculose, présidée par Léon BOURGEOIS et dont les nombreux travaux ont, dans ces dernières années, tant fait pour la généralisation dans notre pays des instructions et des moyens de défense contre l'invasion tuberculeuse.

La Ligue française contre la tuberculose du professeur ARMAINGAUD, la Société de préservation contre la tuberculose que préside le professeur PEYROT, l'admirable œuvre de la Préservation de l'enfance due à l'initiative du professeur GRANCHER, de nombreuses autres associations se livrent sur tout le territoire à la plus active propagande et tendent à des réalisations. Quelques-unes ne tardent pas à être obtenues. Au moment où se réunit, en octobre 1905, le premier Congrès international de la Tuberculose, à Paris, on pouvait, dénombrant l'armement antituberculeux de la France, cataloguer 62 dispensaires, dont 38 pour la seule région parisienne, 13 sanatoriums populaires avec 724 lits, 21 sanatoriums privés avec 800 lits, 23 sanatoriums marins pour enfants avec 3.585 lits. Avec raison, les œuvres de l'enfance prédominaient. Dans vingt départements, des ligues fonctionnent qui s'appliquent à faire l'éducation hygiénique de la population et à grouper toutes les bonnes volontés en faveur d'une défensive active ; bien peu cependant possèdent des organisations de combat.

C'est l'heure à laquelle les Etats-Unis, où un premier sanatorium a été fondé dès 1875 et un premier dispensaire en 1894, s'organisent en vue de l'effort immense qui leur permettra de réduire de moitié, en vingt ans, leur mortalité tuberculeuse. C'est l'heure où l'Allemagne, avec son assurance obligatoire contre l'invalidité, couvre son territoire de magnifiques sanatoriums et songe à multiplier les dispensaires dont elle nous a emprunté le modèle. C'est l'heure où l'Angleterre s'apprête, par une série de lois tutélaires, à livrer définitivement et complètement contre le bacille tuberculeux une bataille, déjà à moitié gagnée par l'assainissement qu'elle a fait, à coups de milliards, de tous les milieux qui favorisaient son éclosion et sa dissémination.

A ce moment venait de naître chez nous, sous l'impulsion féconde de Casimir PÉRIER, que Léon BOURGEOIS devait bientôt remplacer, l'Alliance d'Hygiène sociale, vaste association réunissant en un faisceau étroit toutes les œuvres susceptibles de travailler en commun à la formation des esprits, de stimuler l'élan de l'initiative privée et des pouvoirs publics et de préparer, par un travail intense et continu de propagande, l'application des principes scientifiques permettant de lutter avec efficacité contre les maladies sociales. C'est là que s'est élaboré, comme tant d'autres inscrits dans nos codes, le projet de loi sur les Dispensaires d'Hygiène sociale, présenté au Sénat par MM. BOURGEOIS, STRAUSS, RIBOT et consorts et qui deviendra la loi de 1916. Le congrès de Lyon, en mai 1914, en avait discuté les modalités et préparé le texte définitif lorsque survint l'horrible tourmente dont nous sortons à peine.

Une nouvelle tentative, faite dans notre région, en 1901, sous les auspices de la Société des sciences médicales de Gannat, pour la création d'une Ligue du Centre et la construction d'un sanatorium, n'avait pas eu encore de lendemain. Mais Clermont, où un Bureau d'Hygiène municipal fondé en 1902 s'était mis résolument à l'étude des questions d'hygiène sociale et tout particulièrement à celle de la Tuberculose dont il avait constaté les désastreux effets dans notre ville, n'avait pas hésité à se mêler au mouvement général. Une section de l'Alliance d'Hygiène sociale y était bientôt créée et faisait, bien avant la guerre, l'union sacrée autour de la défense de la santé publique. La plupart de ceux qui, aujourd'hui, sont groupés à l'Office central s'y étaient déjà rencontrés, venus de tous les milieux, de tous les partis, faisant abstraction en vue de l'œuvre commune de toutes divergences d'idées politiques et confessionnelles. Le Congrès annuel de l'Alliance devait se tenir dans notre ville en 1915 ; il en avait été ainsi décidé par le Congrès de Lyon. La brutale agression allemande venait arrêter brusquement tous nos projets (1).

Période 1914-1919. — La station sanitaire des Roches. — Le Comité d'Assistance aux Tuberculeux militaires. — Mais la guerre, si cruelle et si néfaste par tant de côtés, devait être ici la source d'un immense progrès et faisait faire à la lutte contre la tuberculose un pas décisif.

De tels besoins se firent sentir qu'il fallut prendre d'urgence des déterminations depuis longtemps retardées et improviser, en quelques mois, ce que nous avions mis tant d'années à concevoir sans avoir encore osé ou pu le réaliser.

Tous les hommes qui paraissaient suffisamment valides étaient expédiés au front ou incorporés à l'intérieur et le choix ne se faisait pas toujours avec un bien grand discernement. Mais voici qu'au bout de quelques mois, le nombre de ceux renvoyés des armées pour tuberculose plus ou moins confirmée est tel qu'il faut songer à créer des installations et des organisations spéciales pour les recevoir, les soigner, pour les secourir, pour préserver

---

(1) L'action du Bureau d'Hygiène de Clermont s'est exercée de 1903 à 1914 par l'éducation hygiénique de la population, la lutte contre le logement insalubre et surtout la *désinfection* La mortalité tuberculeuse, qui avait atteint 34,5 par 10.000 habitants en 1906, était tombée en 1913 à 27,6.

le milieu où ils vont, si l'on n'y prend garde, importer l'infection et la contagion. C'est l'origine des *Stations sanitaires*, sanatoriums provisoires dont quelques-uns deviendront définitifs et qui surgirent de tous les points du territoire. C'est la raison d'être des *Comités d'assistance aux tuberculeux militaires*, appelés à suivre les tuberculeux au sortir des stations, à veiller sur eux, à les aider, à les protéger et à protéger aussi la famille.

Le département du Puy-de-Dôme eut sa station sanitaire aux Roches, à quelques kilomètres de Clermont. L'établissement, parfaitement aménagé dans un site admirable et dans une position des plus favorables, comprit bientôt 80 lits. Le Conseil général avait fourni l'emplacement et les locaux ; l'État avait fait les fonds.

Le Comité départemental d'assistance aux tuberculeux militaires, présidé avec une rare distinction par le Dr Sabourin, s'était mis résolument à l'œuvre. Il ne devait pas tarder à apercevoir toutes les grosses difficultés de la plus lourde des tâches.

La mission qui lui était assignée n'était pas un simple devoir d'assistance ; c'était avant tout et par dessus tout une œuvre de prophylaxie sociale. Il fallait bien suivre le tuberculeux au foyer et l'assister, mais surtout chercher à préserver la famille et l'entourage de la contamination, empêcher à tout prix la propagation d'une maladie que l'on savait contagieuse et qui devait trouver dans les circonstances actuelles un terrain des plus favorables à sa dissémination.

M. Grimanelli, chargé de rédiger les instructions aux Comités départementaux d'assistance, s'exprime ainsi devant la Commission permanente de la Tuberculose.

« A l'égard des défenseurs de la Patrie, « blessés de tuberculose », au moment où cesse pour eux l'hospitalisation passagère dans la station sanitaire, le devoir national est double.

Il faudra veiller à ce que, grâce aux bonnes habitudes contractées, aux précautions prises et observées avec persévérance, en conformité avec les enseignements reçus, il ne soient pas une source de contamination pour les milieux familiaux et autres où ils devront être fraternellement accueillis. Mais il faudra souvent aussi les aider non seulement par des conseils, mais encore par un concours matériel, à mettre en pratique la prophylaxie dont attend d'eux qu'ils restent les collaborateurs conscients.

Quel sera l'objet des Comités départementaux ?

Ils pourvoiront à ce que l'éducation sanitaire des malades soit continuée et confirmée dans la vie libre. Ils veilleront à ce que, faisant l'application pratique des enseignements donnés dans les stations sanitaires, ils prennent toutes les précautions requises pour épargner à leur famille et à leurs compagnons de vie et de travail le risque de contagion. Mais veiller, conseiller, avertir, ne suffit pas. Trop souvent les protégés de nos comités manqueront des ressources nécessaires ou ne trouveront pas chez eux les dispositions matérielles indispensables pour défendre leurs proches, leur foyer, leur milieu contre le danger de contamination. A ceux-ci il suffira de procurer, par exemple, des désinfectants, des crachoirs hygiéniques ou de leur en faciliter l'acquisition ; à ceux-là il faudra donner un lit et des objets de literie indépendants ; pour d'autres il importera de rendre possible la séparation indispensable par un meilleur aménagement de l'habitation, parfois par une installation nouvelle, et cette énumération n'a, bien entendu, rien de limitatif.

Le problème de l'habitation intéresse à la fois la défense du milieu et l'amélioration du malade. Or, nos comités ne se désintéresseront pas plus de celle-ci que de celle-là. Le soin de mettre autant qu'il se pourra, à la portée des « blessés de la tuberculose » des conditions plus rationnelles d'installation, d'exposition, d'aération, de propreté, d'aseptie des locaux habités rentre dans le devoir social, national d'assistance envers eux.

Ce devoir comportera d'autres soins encore auxquels les comités s'efforceront de pourvoir ; par exemple, pour les malades privés de ressources, celui de leur procurer directement ou indirectement des consultations gratuites, des distributions de médicaments, l'assistance spéciale d'un médecin traitant, voire une amélioration d'installation, des vêtements chauds, etc.

Quand l'état des malades ou la situation de leur famille l'exigeront, les comités s'appliqueront à leur assurer l'admission dans les hospices, sanatorias, maisons de cure ou de convalescence. Ils pourront, d'ailleurs, quand leurs ressources le permettront, aider les établissements hospitaliers à créer des annexes spéciales pour tuberculeux.

Si, au contraire, le malade est assez amélioré pour gagner sa vie en travaillant, les comités s'emploieront à lui faciliter l'emploi de son activité dans les meilleures conditions possibles pour lui-même et pour les autres.

Il n'est pas douteux que pour ces fins diverses les comités devront, en dehors de leurs ressources propres, utiliser les relations régulières qu'ils se seront ménagées avec le corps médical, avec les différentes institutions sanitaires du département, avec les services publics et les œuvres privées d'assistance, avec les établissements hospitaliers, avec les syndicats professionnels de patrons et d'ouvriers, avec les mutualités, avec les sociétés et les offices d'habitations à bon marché.

Comme vous le voyez, c'est *toute* la lutte antituberculeuse *dans toute son intégralité, dans tous ses multiples modes d'intervention* que l'on demandait aux Comités d'assistance aux tuberculeux militaires d'entreprendre, en faveur d'un groupe limité d'individus, il est vrai, mais à l'improviste, à une heure où les moyens faisaient singulièrement défaut, alors que cette même lutte était restée en suspens et avait été à peine engagée aux heures de paix, à celles où tout pouvait être à notre disposition.

Comment atteindre les malades dispersés partout dans le département ? Comment les surveiller dans les villages et les hameaux souvent éloignés de toute communication ? Comment assurer cette rigoureuse et si complexe prophylaxie, dont on a fourni le minutieux détail, sans les énormes ressources indispensables et si difficiles à se procurer, en face de tant de besoins qui se font sentir de tous côtés, sans ce personnel *éduqué*, dont chaque jour la nécessité nous apparaît davantage, que nous avons tant de peine à recruter et dont l'absence a, jusqu'ici, tant retardé nos efforts ?

Le rapport de M. GRIMANELLI veut ici, encore, apporter des précisions :

Le moyen, par excellence, des Comités sera l'institution de délégués aussi nombreux qu'il sera nécessaire et bien placés pour remplir leur office, pris dans le sein ou en dehors de l'association, désignés soit par le comité lui-même ou par son bureau, soit par chaque filiale ou par son bureau. Sans qu'il convienne de fixer des règles limitatives, on peut indiquer nettement comment pourront servir à leur recrutement le personnel des conseils sanitaires, des bureaux d'hygiène, les médecins, les pharmaciens de l'assistance médicale gratuite, les dames de la Croix-Rouge, les infirmières visiteuses, les membres et les agents des commissions hospitalières, les bureaux de bienfaisance ou d'assistance, les instituteurs et institutrices, les syndicats professionnels, les mutualités et d'autres bonnes volontés masculines ou féminines. Ces délégués ou déléguées seront avant tout des moniteurs et des monitrices d'hygiène, capables de rappeler et d'expliquer toutes les précautions à prendre et de gagner ainsi la confiance de tous les intéressés pour obtenir sans heurts leur mise en pratique régulière. Le Comité devra trouver chez ces précieux collaborateurs des agents d'éducation sanitaire en même temps que des agents d'assistance, des agents d'information et d'exécution.

On oubliait vraiment par trop que la plupart des membres des Commissions sanitaires étaient mobilisés, que les médecins manquaient, que les campagnes en étaient dépourvus, que le personnel des Bureaux d'Hygiène était réduit à son minimum comme celui des instituteurs et de la plupart des institutions charitables, que les dames de la Croix-Rouge étaient dans les hôpitaux, qu'il n'y avait pour ainsi dire pas encore d'infirmières visiteuses, puisque les écoles spéciales ne se sont ouvertes qu'en 1916. On oubliait surtout que, pour cette besogne spéciale, ces délégués que l'on décorait du titre pompeux de « moniteurs et de monitrices d'hygiène » devaient commencer par *apprendre* eux-mêmes, par *savoir* ce qu'ils devaient enseigner. Visiteurs ou visiteuses d'hygiène à qui l'on demande aujourd'hui une grande année d'études, de longs stages et un brevet de capacité, ne s'improvisent pas. En pareille matière, la bonne volonté ne suffit pas. Quand il s'agit de la vie humaine, il est des erreurs dont les conséquences sont redoutables. « *Primum non nocere* » ! le vieil adage médical domine toutes nos interventions, de quelque nature qu'elles soient.

Dans certains départements privilégiés et dès longtemps préparés et organisés, partout où l'on n'eut pas à reculer devant la dépense, les Comités purent rendre tous les services qu'on attendait d'eux.

Pour beaucoup, leur intervention consista à assurer aux tuberculeux militaires les soins médicaux et pharmaceutiques, quelques subsides en nature et en argent, et à faire surveiller dans des maisons de cure improvisées ceux qui ne trouvaient pas place dans les stations sanitaires ou qui en étaient sortis trop tôt. Ce fut le rôle du Comité du Puy-de-Dôme.

Trop nombreux furent les Comités qui se bornèrent à distribuer des secours en argent et dépensèrent ainsi des sommes énormes qui ne servirent à soigner les tuberculeux et à protéger la famille que dans une mesure que je ne veux pas rechercher.

Un projet de dispensaire public d'Hygiène sociale. — Une chose s'imposait avant toute autre. Il importait, en tout premier lieu, de créer et de multiplier ces organismes spéciaux sans lesquels il n'est pas de lutte antituberculeuse possible : les dispensaires. Ce devait être désormais le centre même de l'action.

« Sans dispensaire, écrivait le Comité départemental « du Puy-de-Dôme à M. le Préfet, la lutte antitubercu- « leuse ne saurait s'affirmer et se généraliser ; l'action « prophylactique restera absolument insuffisante pour ne « pas dire vaine. Il faudra, le plus souvent, se borner à « des secours médicaux et pharmaceutiques, à quelques « secours en nature ou en argent, c'est-à-dire à presque « rien. Le Comité départemental dans l'intérêt de la « grande mission qui lui est confiée et qui se traduit dès « maintenant par la surveillance de près de 300 réformés, « dans l'intérêt vital de la population même du dépar- « tement, où l'on ne compte pas moins chaque année « d'un millier de décès par tuberculose, demande « instamment la création d'un dispensaire appelé à rendre « les plus signalés services et sans lequel il se déclare « impuissant à assurer sa tâche. »

Un dispensaire unique c'était peu ; c'était la seule création possible cependant avec les ressources d'alors.

La loi d'avril 1916, votée d'urgence sous l'aiguillon des nécessités et succédant immédiatement à la création des Comités départementaux d'assistance aux tuberculeux militaires, provoquait la création de ces organismes, réglait leur mode de constitution, fixait leur caractère et déterminait la contribution respective de l'Etat, des départements et des communes. Si beaucoup de moyens faisaient encore défaut, particulièrement le personnel, une arme puissante était ainsi mise entre les mains des Comités.

La faveur du Comité du Puy-de-Dôme alla, à ce moment, à la forme du Dispensaire d'Hygiène sociale dit *public*. Malgré les inconvénients d'un cadre administratif trop rigide et le défaut de souplesse de son fonctionnement, cet organisme, qu'un décret seul pouvait constituer, issu par conséquent d'un acte gouvernemental, lui parut, en raison des avantages financiers qu'il apportait, devoir être préféré. Mais il ne pouvait être créé qu'après une enquête publique dans le département et une consultation du Conseil général et des municipalités. La consultation s'ouvrit par le Conseil général, réuni en session au mois d'août 1918. L'avis fut favorable. Toutefois, une décision prise par l'Assemblée départementale devait compromettre immédiatement l'existence même de l'établissement dont elle avait entendu favoriser la création et que tout le monde souhaitait vivement.

Le Comité d'assistance aux tuberculeux militaires avait demandé la création d'un premier dispensaire à Clermont, au milieu de la population agglomérée, pour les motifs suivants exposés à l'appui de son projet...

« La guerre à la tuberculose ne peut être efficacement engagée et poursuivie que si partout où il en est besoin les organismes nécessaires sont créés et si l'on essaie d'atteindre le plus vite possible tous les foyers d'infection. Comme on l'a fort bien écrit, « la création de dispensaires ne donnera les résultats qu'on est en droit d'en attendre qu'à la condition d'être fait d'après un plan d'ensemble. Les dispensaires sont de merveilleux agents de prophylaxie, mais leur action n'est efficace que si leurs emplacements sont soigneusement choisis, les rayons d'action très étudiés et si la liaison de chaque dispensaire avec le dispensaire voisin et les sanatoriums est suffisamment étroite, en un mot, si sur le pays est jeté un réseau complet de dispensaires placés là où il convient et le couvrant tout entier de ses mailles protectrices ».

Dans le département du Puy-de-Dôme, il n'est pas douteux qu'une organisation régionale devra comporter un dispensaire au centre de chaque arrondissement et qu'à ces dispensaires centraux d'arrondissement devront se rattacher progressivement des dispensaires cantonaux, voire même communaux, établis d'après une étude très minutieuse des besoins et des ressources. Mais, en raison de la dépense à engager, du personnel à recruter et de l'outillage à créer, il faut procéder par étapes et il semble, dans ces conditions, légitime de placer le premier dispensaire à organiser au chef-lieu même du département, au milieu de l'agglomération, là où il existe une population ouvrière nombreuse et où apparaissent les besoins les plus pressants.

Pour être situé au chef-lieu, le dispensaire n'aurait pas son rayon d'action limité aux seules communes avoisinantes ou même de l'arrondissement. Ce rayon s'étendrait partout où besoin serait dans le département, c'est-à-dire que le dispensaire serait départemental jusqu'au jour où d'autres établissements viendraient à être créés et où le département se diviserait en plusieurs secteurs pour rapprocher de plus en plus de la clientèle cet agent capital de cure et de prophylaxie. »

Le Conseil général, qui légalement devait émettre un simple avis, indiquer les ressources qu'il était disposé à affecter à la réalisation du projet, faire toutes suggestions jugées utiles relativement à l'organisation et au fonctionnement, laissant au Conseil d'administration à nommer le soin de résoudre les questions posées au mieux des intérêts de la population et du dispensaire, décida formellement que le dispensaire serait établi aux Roches et serait annexé à la Station sanitaire. C'était une condition *sine quâ non* de sa participation.

Ce vote prématuré devait avoir des conséquences tout à fait imprévues, j'oserai dire désastreuses.

A l'enquête faite auprès des municipalités, Royat, Chamalières et Clermont protestèrent. Ces protestations visaient moins peut-être le dispensaire lui-même que la station sanitaire des Roches, œuvre de guerre hâtivement édifiée sans doute, sans enquête préalable mais du consentement unanime des conseillers généraux présents, et dont les résultats avaient été si heureux, si encourageants, si bienfaisants, que l'Etat avait résolu de faire les plus grands sacrifices pour l'agrandir et doubler le nombre des lits afin qu'elle devint un sanatorium départemental définitif. Bien près d'un million y avait déjà été dépensé.

Le Département devenait propriétaire d'un excellent sanatorium presque sans bourse délier.

Royat, Chamalières et Clermont virent leurs intérêts menacés par la proximité d'un sanatorium de tuberculeux et, sans tenir compte de la dépense engagée, en demandèrent la suppression dans le plus bref délai. L'affaire donna lieu à un vif débat, à la session d'avril 1919 du Conseil général, comme elle avait provoqué une discussion des plus animées au Conseil départemental d'Hygiène. Cette assemblée n'avait pourtant pas hésité à affirmer, à la presque unanimité, que la station des Roches ne pouvait nuire en quoi que ce soit au voisinage. GRANCHER n'avait-il pas, dès 1898, proclamé, approuvé par l'Académie de médecine toute entière, que « le sanatorium, loin d'être un lieu de contagion, comme on l'a cru longtemps, comme quelques municipalités le croient encore par erreur, est un foyer de salubrité où les tuberculeux, non seulement se soignent, guérissent en grand nombre, mais apprennent à se soigner sans semer autour d'eux le germe de leur maladie ». Cette même croyance n'est-elle pas aujourd'hui générale chez tous ceux qui savent ce que c'est que la tuberculose, ce qu'est un sanatorium ? Les protestataires n'en eurent pas moins gain de cause. Les préjugés ne disparaissent pas en un jour ; au temps seul il appartient de les déraciner.

Il ne pouvait plus être désormais question du dispensaire tel que l'avait envisagé le Conseil général ; tout était donc remis en question.

Le Comité départemental d'assistance aux tuberculeux militaires aurait repris sa demande d'installation au milieu de l'agglomération clermontoise si un fait nouveau ne s'était produit, qui allait heureusement apporter un remède à la situation et hâter considérablement la solution tant désirée.

La Commission Rockefeller. — La Commission américaine pour la prophylaxie de la tuberculose en

France (Commission Rockefeller), qui a pris à cœur de nous aider à nous défendre contre cet ennemi intérieur si redoutable comme la Nation américaine nous avait aidé à vaincre l'ennemi extérieur, avait envoyé, à la fin de décembre 1918, deux délégués pour s'enquérir de nos besoins et rechercher avec nous les moyens d'organiser la lutte antituberculeuse dans le département. En avril 1919, une véritable campagne de propagande s'ouvrait et était poursuivie pendant deux grands mois avec un immense succès dans un certain nombre de nos cantons. A Clermont, le théâtre, la salle des fêtes de l'Hôtel de Ville se remplissent par quatre fois, refusant du monde. A Riom, à Thiers, à Issoire, à Ambert, à Saint-Eloy-les-Mines, à Montaigut, à Maringues, à Arlanc, à Brassac-les-Mines, à Billom, au Mont-Dore, à La Bourboule, à Saint-Remy-sur-Durolle, les salles de conférence étaient trop petites pour contenir la foule des auditeurs. Partout, des séances spéciales avaient lieu pour les enfants des écoles vivement intéressés. (1)

A la faveur de ce mouvement populaire, des négociations étaient entamées avec le Conseil général qui aboutirent au vote par l'assemblée départementale, au mois d'août 1919, d'une subvention de *50.000 francs*, qu'elle promettait de renouveler annuellement, pour l'entretien des 5 Dispensaires que la Commission américaine s'engageait à établir et à aménager au chef-lieu de chacun de nos arrondissements. Une somme de *70.000 francs* devait être consacrée à ces créations.

La Commission américaine promettait en outre : 1° une somme de 5.000 francs pour les frais généraux de l'Office ; 2° de solder pendant toute la première année le traitement intégral de l'infirmière visiteuse chef, placée à la tête du Service départemental, à raison d'un minimum de 500 francs par mois ; 3° de compléter, pendant cette même première année, le traitement de chacune des infirmières attachées aux 5 Dispensaires d'ar-

---

(1) Rappelons ici les noms du Dr BRUNO, qui inaugura la série des conférences de Mlle VILLAIN et de M. Albert DENIAU, si goûtés du public.

rondissement par une indemnité de vie chère de 100 francs mensuellement ; 4° de verser une somme de 1.200 francs destinée à payer pendant cette même période le traitement du préparateur chargé des analyses au Laboratoire central à instituer au dispensaire de Clermont ; 5° de fournir le système de fiches médicales et sociales à employer par les dispensaires ; 6° enfin, d'attribuer une bourse de 150 francs par mois aux 5 ou 6 infirmières qui pourraient être envoyées dans les écoles spéciales faire leurs études de visiteuses. C'était, en somme, un don global de 92.000 à 95.000 francs qu'il fallait ainsi escompter. Tous ces engagements ont été tenus.

L'Office central d'Hygiène sociale et de Préservation antituberculeuse. — Raisons de sa forme actuelle. — Parmi les conditions mises par la Commission américaine à sa coopération à la lutte antituberculeuse dans le département, il était dit qu'un *Office départemental,* réunissant toutes les compétences et toutes les bonnes volontés, devait prendre en mains l'organisation et la poursuite de la lutte et servirait d'agent de liaison avec la Commission Rockefeller. De là est né *l'Office central d'Hygiène sociale et de Préservation antituberculeuse du Puy-de-Dôme,* constitué par l'Assemblée générale du 11 décembre 1919 qui en approuvait les statuts. Une Assemblée extraordinaire du 14 février 1920 apportait quelques modifications à ces statuts pour les compléter, les préciser et votait le règlement intérieur élaboré par une Commission spéciale, règlement déterminant les conditions de fonctionnement de l'Office et des dispensaires adhérents.

Le Conseil d'administration, nommé le 11 décembre 1919 choisissait comme président M. ALBERT, président honoraire du Tribunal civil de Clermont, dont il n'est pas besoin de proclamer la haute compétence juridique et dont le dévouement à toutes les œuvres d'intérêt général s'est si souvent et si complètement affirmé.

L'Office central a pris la forme d'une association déclarée, régie par la loi de 1901, et sollicite la reconnaissance d'utilité publique qui lui apportera la capacité de recevoir des dons et des legs. Il aurait pu adopter celle d'un dispensaire public d'hygiène sociale, suivant le mode de la loi de 1916, comme l'avait précédemment demandé le Comité d'assistance aux tuberculeux militaires. Un tel organisme, comparable à une commission administrative d'hospice ou de bureau de bienfaisance, a une autonomie et une indépendance relative, sa personnalité propre, son budget spécial et est capable de posséder et de s'administrer librement mais sous le contrôle administratif, sous la tutelle du Préfet. L'Etat contribue non seulement à ses dépenses extraordinaires et ordinaires mais son équilibre financier est toujours assuré par l'intervention, le cas échéant, de l'Etat, du département et des communes, sur des bases fixes et dans la limite des prévisions régulièrement approuvées. Les emprunts qu'il est admis à contracter peuvent être garantis par le département et les communes.

Malgré ces avantages, il a paru, après mûres réflexions et après consultation de divers groupements des autres départements déjà constitués, après avis du Comité national de défense contre la tuberculose, qu'il valait mieux recourir à la forme d'association déclarée, préconisée aussi par la Commission américaine.

La formule du dispensaire public, nous l'avons déjà dit, est trop administrative ; elle manque de souplesse. La composition du Conseil d'administration, trop rigide, trop étroite, ne permet pas d'y introduire toutes les compétences désirables. D'ailleurs, n'était-il pas plus simple d'en rester à ce qui avait été dit et fait pour les Comités d'assistance aux tuberculeux militaires à qui l'on demandait en somme l'organisation de toute la lutte antituberculeuse. M. GRIMANELLI, à la Commission permanente de la Tuberculose, s'était exprimé de la façon suivante, à cet égard :

« Après avoir serré de près la question, nous avons été amenés à préférer la formation d'association déclarée. Nos motifs ont été les suivants :

D'une part, des Comités administratifs constitués en organismes de l'Etat (1), à côté et sous la dépendance du Préfet, ne pourraient recevoir et dépenser sans que fussent observées les règles tutélaires mais nécessairement compliquées de la comptabilité publique. D'autre part, il a paru probable que les souscriptions et les libéralités non seulement publiques mais privées afflueraient plus nombreuses à l'appel des comités, associés sans doute aux pouvoirs publics et secondés par eux pour une grande œuvre de solidarité nationale, mais jouissant d'une vie distincte et d'une véritable autonomie.

Et la circulaire du 21 mars 1916 du Ministre de l'Intérieur aux préfets ajoutait :

« Pour qu'il puisse remplir sa tâche avec toute l'ampleur et toute l'efficacité désirable, il est essentiel que le Comité d'assistance aux tuberculeux militaires puisse se procurer des ressources et il importe aussi que tout en restant par votre intermédiaire en contact étroit avec les pouvoirs publics il ne se confonde pas avec eux, qu'il ait au contraire sa vie propre et toute son indépendance. C'est dans ce but que le Comité devra prendre la forme d'association déclarée dans les termes de la loi du 1er juillet 1901.

En ce qui concerne la composition de ce comité, ce qu'il importe surtout c'est que, sans préoccupation d'aucune sorte, il soit fait appel aux personnalités qui, par leur compétence professionnelle, par leur connaissance des questions d'hygiène, par leur habitude notoire de faire le bien, par leur souci éprouvé du devoir social, paraîtront plus particulièrement susceptibles de comprendre l'importance de leur mission et de discerner les moyens de l'accomplir. »

Dans la constitution de l'Office, nous nous sommes inspirés de toutes ces considérations et de ces très sages conseils. Nous n'aurions pu autrement réunir tous les concours désirables dans le cercle trop restreint et trop limitatif du dispensaire public d'hygiène sociale. Nous n'aurions pu être la fédération d'œuvres que nous sommes actuellement et qui va nous permettre de grouper et de coordonner tous les efforts, toutes les bonnes volontés, en vue de la plus énergique des actions.

Nous ne nous soustrayons du reste pas à l'action de la loi de 1916 dont les articles 9 et 10 nous sont applica-

---

(1) C'eût été le cas du dispensaire public.

bles. « Les dispensaires privés peuvent recevoir des subventions des communes du département, des établissements publics et de l'Etat. Les dispensaires créés par les communes, les départements ou les établissements publics peuvent bénéficier de tous les mêmes avantages que les dispensaires publics. » Ce dernier cas est celui du Dispensaire municipal de Clermont. Ce sera le nôtre quand nous jouirons de la reconnaissance d'utilité publique.

M. le Préfet EMERY a présidé aux réunions préparatoires et à la constitution de l'Office central. La présence au milieu de nous de M. le Préfet BOUJU, que nous remercions de sa bienveillance, montre assez l'étroit accord des Pouvoirs publics et de l'initiative privée qui sera ici, en toutes circonstances, notre règle de conduite.

Aussitôt constitué, l'Office recevait l'adhésion du Dispensaire antituberculeux de Riom créé par une Section de la Croix-Rouge, la « Société française de secours aux Blessés ». Le Comité d'Assistance aux tuberculeux militaires qui, statutairement, devait disparaître six mois après le décret de cessation des hostilités et qui, pour cette raison, cherchait à provoquer la création d'un organisme susceptible de lui succéder, décidait de fusionner avec lui et de lui faire la dévolution de son avoir. Le Comité d'Assistance aux démobilisés du Puy-de-Dôme, au moment de se dissoudre, décidait de lui léguer, après qu'il serait reconnu apte à la recevoir, une partie de ses disponibilités, soit 20.000 fr. et affectait spécialement, en outre, une somme de 3.000 fr. au Dispensaire de Clermont, de 2.000 fr. à celui de Riom. Nous donnerons plus loin la liste des souscriptions. Disons, dès maintenant, que toutes nos principales œuvres d'assistance et d'hygiène sociale, toutes celles qui s'occupent de l'enfance et de la jeunesse, ont immédiatement donné leur adhésion et sont venues se grouper autour de l'Office appelé à leur servir de trait d'union.

II. — LA PROPHYLAXIE ANTITUBERCULEUSE

Et maintenant, quels sont les principes directeurs qui doivent guider notre action et qu'avons-nous l'intention de faire ?

Si nous ne devons procéder que progressivement aux réalisations répondant à nos besoins et seulement dans la mesure où nos ressources le permettront, il est bon qu'une direction précise soit donnée, qu'un programme général soit établi dès maintenant et que nous connaissions toute l'étendue du problème à résoudre.

Vous m'excuserez de vous entraîner dans une discussion technique. Elle est nécessaire à la compréhension de notre organisation et de notre programme. Pour lutter efficacement contre la tuberculose, il faut savoir évidemment ce qu'est cette maladie, comment elle évolue, comment elle se prend et se peut éviter. Je dois résumer ici les données les plus récentes et qui paraissent définitivement acquises ; elles dominent toute la prophylaxie (1).

L'organisation scientifique et rationnelle de la lutte antituberculeuse repose toute sur cette notion aujourd'hui indiscutable que la tuberculose est une maladie *évitable* et que c'est aussi une maladie *curable*, « la plus curable, disait Grancher, de toutes les maladies chroniques, je ne crains pas de l'affirmer, et aussi peut-être la plus facilement évitable. »

---

(1) Parmi les nombreux documents qui nous ont permis de résumer ces principes tels qu'ils semblent acceptés aujourd'hui, nous citerons plus particulièrement :

L. LANDOUZY. — *Cent ans de phtisiologie 1808-1908*. Lecture au deuxième Congrès international de la Tuberculose tenu à Washington (Septembre-octobre 1908).

A. CALMETTE. — *L'Infection bacillaire et la Tuberculose.* Paris, 1920.

G. KUSS. — *Le rôle des Médecins praticiens dans la prophylaxie de la Tuberculose.* (Congrès des Médecins praticiens français. Paris, 1914).

E. SERGENT, L RIBADEAU-DUMAS, L. BABONNEIX. — *La Tuberculose en général.* Paris, 1920.

Maladie *sociale* au premier chef, « née de causes multiples et complexes, trop souvent indépendantes de l'individu lui-même », on a pensé longtemps qu'il suffirait pour la combattre efficacement d'avoir recours aux mesures d'Hygiène sociale : assainissement des villes, des quartiers et des maisons insalubres, multiplication des logements salubres à bon marché, amélioration et surveillance de l'hygiène des ateliers, lutte contre l'alcoolisme, diffusion de l'éducation populaire en matière d'hygiène, etc. Et de fait, dans les pays où cette action, qu'on a justement appelée *indirecte* parce qu'elle s'attaque à ce que nous savons être aujourd'hui les causes prédisposantes seulement, s'est manifestée active et persistante comme en Angleterre, une diminution très notable de la mortalité tuberculeuse a été constatée. Cette action était celle préconisée par tous ceux qui croyaient — et ils sont nombreux encore aujourd'hui — il faut le reconnaître — qu'en matière de tuberculose, « le terrain est tout ou presque tout, le germe peu de chose », et l'on avait tendance à négliger la lutte contre le bacille pour ne s'arrêter qu'aux grands facteurs sociaux. C'est là une grosse erreur qui a trop longtemps retardé l'organisation effective de la lutte, telle qu'elle doit être actuellement conçue et qu'il faut dissiper au plus tôt.

Certes, défendre l'individu en rendant le terrain plus réfractaire à l'invasion de la maladie, comme le réclame le Docteur E. SPEHL, avec tant d'insistance (1), devra être une des principales préoccupations de tous ceux qui assumeront la tâche d'organiser méthodiquement la lutte contre la tuberculose. Mais faire l'éducation sanitaire générale des populations, protéger l'enfant pour le rendre plus fort et plus résistant, assainir le logement et l'atelier, supprimer les quartiers insalubres des villes, réformer la mauvaise alimentation, combattre l'alcoolisme, etc., tout cela ne peut être que l'œuvre du temps et des années. Tous les grands problèmes sociaux, on l'a dit très juste-

---

(1) E. SPEHL. — La lutte contre la tuberculose pulmonaire. Paris, 1919.

ment, se trouvent intimement liés à la question de la lutte antituberculeuse ; or le règlement en est encore bien lointain. Il faut, en attendant sauver les existences menacées. Un moyen plus immédiat, moyen puissant et susceptible de produire les résultats les plus rapides, les plus efficaces et les plus importants, c'est de faire bonne garde autour du malade, de saisir le germe émis par lui au fur et à mesure de sa sortie, de le détruire sur place et d'éviter ainsi tout nouvel ensemencement. C'est à ce dernier mode d'intervention que, dans notre organisation, nous donnerons la place prépondérante.

Principes scientifiques qui doivent servir de base à la Prophylaxie antituberculeuse

La tuberculose est une maladie *contagieuse* ; cette notion de la contagiosité ne date pas d'hier. En 1600, par exemple, on savait que les écrouelles malignes étaient susceptibles de contaminer les sujets sains et en 1645 une pieuse demoiselle de Reims fondait un hôpital d'isolement réservé au mal d'écrouelles « qui se communique ». En 1751, FERDINAND VI d'Espagne promulgue l'Edit destiné à préserver et à protéger le public contre la contagion de la phtisie. En 1782, c'est le tour de l'Instruction au public sur la contagion de la phtisie, de PHILIPPE IV à Naples. De nombreuses autres preuves pourraient être encore citées (1).

Mais la spécificité et la transmissibilité de la tuberculose ne seront prouvées expérimentalement que beaucoup plus tard, en 1865 - 1869, par le professeur VILLEMIN, du Val-de-Grâce. « *La tuberculose est une* » *affection spécifique*, écrit-il ; *la cause réside dans un* » *agent inoculable. L'inoculation du tubercule n'agit*

____

(1) L. LANDOUZY. — Loc. cit.

» *pas par la matière visible qui entre dans ce pro-*
» *duit pathologique mais en vertu d'un agent plus*
» *subtile qui s'y trouve et qui échappe à nos sens.*
» *Le soldat phtisique,* ajoute-t-il, *est à son voisin ce*
» *que le cheval morveux est à son compagnon d'écurie* ».
VILLEMIN ne s'est pas trompé. KOCH, en 1882, con-
firme ses vues en découvrant le bacille qu'il isole,
qu'il cultive et par l'inoculation duquel il reproduit la
tuberculose. La maladie sera désormais, pour nous, le
résultat de la lutte entre le bacille et l'organisme. L'état
de santé ou de maladie dépendra de qui l'emportera.

Mais si la contagion est indéniable, il ne faudrait pas
croire cependant, et ceci est essentiel à proclamer,
qu'elle se fait avec la facilité et la rapidité que beaucoup,
passant d'un extrême à l'autre, s'imaginent. Il ne faut
pas voir la contagion partout, dans l'intérêt même des
malades que nous avons à protéger et à surveiller, pour
ne pas faire le vide autour d'eux.

Tout ce que nous savons du bacille de Koch prouve
que sa résistance est relativement faible aux actions
banales du milieu extérieur. Expulsé de l'organisme et
exposé sans protection aux causes de destruction qui
résident dans ce milieu il disparaît rapidement. La
dessication des crachats, où on le rencontre d'ordinaire,
(l'air expiré ne contient pas de bacilles) le tue fatalement;
en quelques heures si la dissécation a lieu au soleil, en
quelques jours ou en quelques semaines si celle-ci s'opère
à la lumière diffuse d'une chambre, par exemple, et alors,
suivant le degré de clarté, de renouvellement de l'air,
suivant aussi l'épaisseur du crachat. Dans l'obscurité le
bacille vit beaucoup plus longtemps, mais sa virulence
disparaît au bout de deux ou trois mois au plus. Notions
capitales à retenir et qui nous montrent tout l'intérêt
que nous devons attacher à un logement ensoleillé, parfaitement éclairé et où l'air se renouvelle constamment.
Notions rassurantes encore en nous montrant la fragilité
du bacille.

Mais ce crachat qui contient presque tous les germes issus des tuberculeux, emprisonnons-le immédiatement dans un vase clos, dans ce petit crachoir de poche qui ne doit jamais quitter le malade, dans ce crachoir de chambre où il sera reçu dans un liquide désinfectant, et voilà la principale cause de contagion presque entièrement supprimée.

« *On ne trouve*, affirme Kuss, *que par exception et en quantité infinitésimale des bacilles tuberculeux dans les chambres propres habitées par les phtisiques bien éduqués, même aux périodes terminales de la maladie* ».

Grancher l'avait déjà dit à l'Académie de Médecine, lors de la discussion de 1898.

C'est donc pendant la période de dessication des crachats, alors que les bacilles se mêlent aux poussières et, soulevés par elles, vont pénétrer dans nos voies respiratoires ou souiller nos aliments, que le danger existe le plus menaçant. La contagion peut encore se faire par les gouttelettes de mucus ou de salive du tousseur (gouttelettes de Flugge), par les particules projetées à l'occasion de la toux ou de la conversation, mais elle s'exercera plus faiblement et le danger sera ici réduit dans des proportions considérables.

Il apparaît plus grand avec ces autres *gouttelettes microbiennes* dont l'histoire a été contée par Trillat et ses élèves et qui paraissent jouer un rôle prépondérant dans le mécanisme de l'infection par les logements sur-peuplés.

Un bacille peut former autour de lui, par condensation de l'humidité de l'air, une gouttelette dont il sera le centre. Son existence y sera précaire et il y sera vite détruit, comme le bacille sec, s'il y a une ventilation convenable, une chaleur, une lumière solaire suffisantes. Mais, dans certains milieux plus ou moins sombres et souillés, les gouttelettes arrivent à se saturer de gaz provenant de la décomposition des matières organiques, de la sueur, de la combustion respiratoire, des produits volatils qui accompagnent l'air expiré, et il y a alors formation d'un véritable *bouillon nutritif* qui permet aux bacilles de vivre et de se multiplier.

Ces gouttelettes peuvent rester suspendues dans l'air et être transportées à distance. Isolées, elles disparaîtront rapidement et ne seront qu'une cause banale, peu sérieuse, de contamination. Mais elles sont attirées d'ordinaire vers les surfaces froides des pièces ou des objets qui s'y trouvent, particulièrement de ceux qui, comme les vêtements, sont plus susceptibles de se mouiller ou encore de céder leur eau, comme les poils, les cheveux, partout en un mot où la condensation peut se faire le plus facilement. Elles peuvent alors former, par leur rencontre dans le trajet parcouru, des amas qui réaliseront l'action massive à redouter. Le point dangereux est l'espace compris entre le foyer d'où émanent les bacilles et les surfaces où iront se déposer les gouttelettes. On comprend qu'étant donné leurs conditions d'existence et de développement, leur formation se trouve singulièrement favorisée dans les pièces confinées, où l'air ne se renouvelle pas, où le soleil entre mal ou ne pénètre pas, dans les locaux humides qui contiennent de nombreux habitants et où se rencontrera un tuberculeux émettant des bacilles.

Par un mot que nous avons dit plus haut, nous avons laissé pressentir que la porte d'entrée du bacille dans l'organisme n'était pas exclusivement les voies respiratoires et que la voie buccale avait son importance. La tuberculose s'avale autant qu'elle se respire. Et ce n'est pas seulement le lait des vaches tuberculeuses, la viande des animaux phtisiques, ce ne sont pas d'une façon générale « les seuls comestibles tuberculisés » qui sont, en ce cas, le point de départ de l'infection. Les poussières bacillifères, les gouttelettes microbiennes qui viennent trop souvent souiller les denrées alimentaires, contaminer nos aliments, l'introduiront ensuite dans l'organisme ; c'est le mode le plus fréquent.

Nous ne saurions mieux faire que de citer ici les conclusions que le Professeur LANDOUZY, en son langage si pittoresque, donnait, en 1907, dans un rapport présenté à la réunion de l'Association Internationale contre la Tuberculose à Vienne :

L'application à faire, en pratique, de ces propositions doctrinales accentue plus qu'elle ne bouleverse l'orientation donnée à la lutte contre la tuberculose.

Faisant large aux *ingesta* la part trop exclusivement accordée aux *respirata ;* avertis que la tuberculose *s'avale* peut-être plus qu'elle ne se *respire*, nous sommes amenés, par plus d'efforts :

1° A faire complète l'éducation hygiénique du malade pour qu'il n'avale jamais ses crachats et ne les rejette jamais que dans les crachoirs, comme celle des personnes obligées de vivre à son contact;

A lutter contre la salive et le crachat des tuberculeux ; contre la salive, pernicieuse dans le contage que le baiser met aux lèvres ; combien de contaminations se sont faites ainsi entre jeunes époux ! contre la salive, pernicieuse de vingt manières, entre autres, par la souillure que jettent des cuillères contaminées en venant puiser à des assiettes communes ;

A lutter contre le crachat pernicieux, quand tombant sur les tables à côté du crachoir, quand humectant des serviettes, quand sallissant les doigts des servantes, il laisse partout où il a passé des germes infectants ;

2° A vouloir toujours, surtout aujourd'hui que l'allaitement artificiel est si répandu, que le lait et ses dérivés soient aseptiques ;

A protéger, autrement qu'on ne le fait partout, contre les poussières bacillifères les denrées achetées saines ;

(Dans maints logis, habités par un père ou une mère phtisique, combien de fois, chez des bébés frappés de tuberculose, la bouillie, en dépit qu'elle fût préparée, comme le verre, en dépit qu'il fût rempli avec du lait aseptique, pasteurisé, stérilisé, n'ont-ils pu, faute de soins de propreté, véhiculer le bacille de KOCH !)

3° A protéger nos aliments, transportés sans soin, conservés sans précautions, contre les souillures qui peuvent les atteindre entre leur lieu d'origine et leur lieu de consommation ;

4° A persuader le public que la propreté de la cuisine répond souvent de la santé de toute une famille.

Sur ce dernier point, tout est à faire pour donner au personnel domestique des habitudes hygiéniques dont personne n'a cure. N'est-ce pas d'ordinaire, dans les cuisines, proche le lait et le beurre préparés pour le petit déjeuner, que, le matin, se brossent les traînes des jupons et des robes chargées de poussières bacillifères ? Combien souvent le service des femmes de chambre ne se fait-il à la fenêtre de la cour-puits, donnant air et jour aux cuisines des étages inférieurs, dont les garde-manger se trouvent ainsi inondés de poussières que les brosses détachent des tapis !

Dans des maisons, où, par crainte de la fièvre typhoïde, ne pénètrent jamais que des bouteilles d'eau d'Evian, que de fois n'avons-nous pas vu la cuisinière déposer à même l'évier, pour la lessive, côtoyant cresson, salades et radis, les mouchoirs tout humides de l'expectoration de phtisiques, auxquels, par tolérance sentimentale, on n'avait pas su imposer le crachoir ? Combien souvent, pour ce qui est de la tuberculose professionelle des blanchisseurs et des blanchisseuses, n'avons-nous pas eu à incriminer les ingesta, ouvriers et ouvrières, en dépit que des salles à manger existent dans certaines usines, prenant, dans l'atelier même, leur goûter composé de denrées (tartines de beurre. de fromage blanc, sardines, etc.), sur lesquelles s'agglutinent les poussières tombant, mal desséchées, des mouchoirs, des serviettes et des draps maculés de salives et de crachats de phtisiques !

Pour ce qui est de la tuberculose du premier âge, combien souvent, dans la pratique, n'avons-nous pas à invoquer d'autres origines que les respirata ? Combien d'enfants, touchant à tout dans les logis infectés, se traînant par terre, mettant leurs mains partout, ramassant toutes choses pour les porter à la bouche, jouant avec les mouchoirs et les serviettes sales, ne se tuberculisent-ils pas à la faveur de contages pénétrant par les voies bucco-pharyngées ? »

La voie buccale est donc aussi importante que la voie pulmonaire ; c'est un point essentiel à retenir. Mais voici une notion nouvelle non moins capitale.

La contamination banale, à faible dose, avec des bacilles peu virulents ne détermine pour ainsi dire pas de réaction. Le bacille reste le plus souvent pour l'organisme un *parasite inoffensif*. Il faut pour produire des lésions et des désordres sérieux une contamination *massive* avec des bacilles *virulents*. La maladie pourra alors, si elle trouve un terrain favorable, évoluer rapidement et mortellement. Le plus souvent, elle tendra vers la guérison spontanée. Des foyers plus ou moins étendus se formeront sans donner de signes ni de symptômes nets. L'infection bacillaire même assez étendue sera compatible avec toutes les apparences de la santé. Ces infections bacillaires relativement bénignes peuvent rester latentes ainsi pendant de longues années. Elles déterminent même chez les sujets atteints un état particulier de résistance aux infections nouvelles. Mais que l'infection vienne à se répéter « fréquente, abondante, virulente » et l'intolérance apparaîtra. Un travail se fera par lequel l'organisme tendra à se débarraser de ses bacilles et ceux-ci seront rejetés à l'extérieur. Des accalmies plus ou moins prolongées pourront encore se produire jusqu'à ce que, par de nouvelles et croissantes infections, la phtisie s'installe et aboutisse à la déchéance finale de l'organisme.

« En somme, la germination de la tuberculose est lente et se fait dans l'organisme d'une manière discontinue. Pendant de longues années, les lésions se forment, s'immobilisent, rétrocèdent ou évoluent sans qu'on se doute de leur existence et quand la maladie devient envahissante, quand on croit faire le diagnostic de la tuberculose au début, dans la majorité des cas la prise de possession est déjà trop lointaine et il n'est plus possible de remonter à la source de la contamination. » — Kuss.

Ainsi la démonstration semble faite aujourd'hui que la plupart des tuberculoses dont nous constatons l'existence clinique ne sont que « des manifestations secondaires ou tertiaires d'une infection bacillaire localisée dans un coin de l'organisme et y étant restée silencieuse ». — L'infection primitive, et c'est là le fait important, est toujours la conséquence d'une invasion bacillaire virulente et massive.

Mais cette cause grave de contamination a-t-elle besoin, pour être suivie d'effets, d'être favorisée par une déchéance de l'organisme ? Est-ce là une condition absolue de son efficacité. ? La réponse est nette. Les causes de déchéance sont incapables de mener à la tuberculose là où le bacille n'existe pas. Elles n'agissent pas si l'organisme n'a pas déjà en lui une de ces lésions en sommeil plus ou moins anciennes provenant d'une infection préexistante. Nous ne prétendons évidemment pas nier le rôle du terrain ; il est incontestable, il est même *considérable*. Chacun se défend comme il peut, avec ses propres moyens, et ses réactions de défense sont conditionnées par de multiples circonstances qui tantôt les activeront, tantôt les atténueront, ou même les annihileront (surmenage, alcoolisme, logements malsains, etc. Mais ce qu'on a appelé *le mal de misère* n'existe pas, dans le sens où on a voulu l'entendre jusqu'ici. Le logement insalubre, l'alimentation insuffisante, l'alcoolisme ne suffisent pas à produire la tuberculose. Comme l'a proclamé CHAUVEAU depuis bien longtemps déjà, *la misère physiologique, la déchéance organique ne sont pas nécessaires à la création du milieu propre à l'invasion du bacille de Koch. Les plus vigoureux sujets y sont exposés comme les plus affaiblis. C'est pourquoi la guerre au microbe doit toujours avoir le premier rang dans la lutte contre la tuberculose.* C'est la même conclusion que formule LANDOUZY quand il affirme que « *la prophylaxie de la tuberculose repose avant tout sur la lutte contre le bacille, que toutes les autres mesures sont non avenues si nous ne supprimons pas d'abord le contage* ». C'est l'opinion encore de A. CALMETTE et de bien d'autres. C'est la déduction, logique, irréfutable de tout ce que l'expérimentation et l'observation nous ont appris.

Les facteurs essentiels de la contamination sont donc les *bacillaires* et je dis intentionnellement ce mot, car il y a des bacillaires qui ne sont pas des tuberculeux au sens clinique de cette dénomination. Ce ne sont pas, comme on l'a cru longtemps, comme on le croit trop encore, les seuls phtisiques tousseurs et cracheurs, les porteurs de tuberculose avancée ; ce sont aussi les tuberculeux latents, de santé apparente parfaite, ne soupçonnant même pas leur mal et qui, par réaction de défense, par ce phénomène d'intolérance que j'ai indiqué il y a un instant, se débarrassent et éliminent leurs bacilles. Ceux-là, c'est la grande majorité. « *Dans les villes,* affirme CALMETTE, *à l'âge de 5 ans, les enfants sont déjà tuberculisés dans la proportion de 55°/₀ ; au delà de 15 ans, il n'y en a pas 5 °/₀ de la population indemne.* » La preuve par la tuberculine peut en faire foi.

Dans ces conditions, comment supprimer les sources d'infection ? Comment réaliser la prophylaxie ? KUSS va nous le dire dans un raccourci excellent.

Les moyens pratiques de la Prophylaxie

« 1° *D'abord faire le diagnostic aussi précoce que possible de la maladie, c'est-à-dire à la période où dans la pratique courante le bon état général du malade empêche le médecin d'arrêter sa pensée sur l'existence d'une tuberculose en évolution.* Un tel malade, longtemps inoffensif peut devenir dangereux tout à coup et émettre des bacilles sans qu'aucun signe avertisseur soit perceptible. *La présence de bacilles dans les crachats ne caractérise pas une phase avancée de la maladie, elle signifie simplement qu'un foyer de tubercules s'est ouvert,* foyer qui pourra bien vite se cicatriser et qui accompagne souvent l'évolution d'une tuberculose relativement bénigne. *L'examen des crachats est donc absolument indispensable et doit être systématiquement fait à quelque période que l'on se trouve,* d'autant qu'il n'existe aucun rapport entre les signes de l'ausculation et ceux de l'expectoration, L'examen des crachats permet d'ailleurs de suivre l'évolution de la maladie.

2° *Le diagnostic établi, il faut déclarer au tuberculeux la maladie dont il est atteint, le convaincre de sa curabilité et de l'importance des précautions à prendre, lui expliquer minutieusement ces précautions.*

3° *Il faut s'assurer de leur exécution pendant tout le cours de la maladie.*

« On ne saurait trop répéter, ajoute Kuss, que même
« dans un logement ouvrier et même pour les enfants,
« la contamination tuberculeuse peut être supprimée si
« le logement est proprement tenu, s'il n'y a pas de
« surpeuplement et si les règles précises de l'hygiène
« antituberculeuse sont observées. Dans beaucoup de
« familles pauvres, il est pratiquement possible, comme
« chez les riches, d'empêcher, par des moyens appro-
« priés, la tuberculisation de l'entourage du malade. »

Voilà donc l'explication de tout l'armement antituberculeux qu'il nous faut créer.

D'abord, disposons en « *grand'garde* », suivant l'heureuse expression de LANDOUZY, *les dispensaires disséminés partout d'où vient l'ennemi*. La mission du dispensaire, vous la connaissez, elle vous a été souvent redite ; c'est de dépister la maladie, de reconnaître aussitôt que possible le tuberculeux, de l'éduquer, de l'assister, de le diriger, si des soins plus adaptés à son état sont nécessaires ou si un isolement plus rigoureux devient indispensable, sur les établissements où il trouvera ces soins ou cet isolement, c'est-à-dire : le *sanatorium*, avec sa cure de repos, son alimentation rationnelle, sa mission éducative ; l'*hôpital* où seront placés les tuberculeux avancés, quand ils ne peuvent être utilement soignés à domicile et qu'ils sont un danger pour leur entourage.

Mais tout ce que nous vous avons dit de l'infection bacillaire et de son évolution nous montre que c'est vers l'enfance que doivent se porter toutes nos préoccupations les plus vives et les plus constantes. N'en ressort-il pas que la tuberculose de l'adulte n'est le plus souvent qu'un réveil d'une tuberculose contractée pendant l'enfance et conservée à l'état latent ? Une statistique moins sévère que celle que nous avons citée, peut-être parce qu'elle a été faite dans des conditions différentes, nous apprend cependant qu'en Amérique 25 à 30 % des enfants vivant dans une famille tuberculeuse sont contaminés avant 15 ans, que 30 à 40 % des enfants des écoles ont des évidences de tuberculose. Or, il faut à tout prix préserver cette enfance en laquelle réside tout notre espoir ; c'est la semence même de la race qu'il nous faut conserver. Pour elle, ce sera le *placement à la campagne, la vie au grand air, le préventorium, les écoles de plein air,* la soustraction au danger de la contamination ou de la réinfection qu'a si magnifiquement organisée l'Œuvre Grancher.

Et voici dès lors notre programme tout tracé.

III. — PROGRAMME DE L'ORGANISATION ANTITUBERCULEUSE DU PUY-DE-DOME

Nos dispensaires d'abord, doivent attirer tous nos soins. Il faudra en étendre l'action jusque dans nos moindres communes. Il faudra, en même temps, s'assurer les places nécessaires dans les *sanatoriums* et maisons de cure pour les tuberculeux adultes, hommes et femmes, améliorables et curables, les *lits d'hôpitaux* pour les tuberculeux avancés créant un danger pour leur entourage, faire naître et créer directement, au besoin, tout ce qui sera utile pour la *préservation de l'Enfance*.

A quels besoins spéciaux, pour notre département, doit répondre un tel programme ?

La moyenne officielle des dix dernières années accuse environ 800 décès par tuberculose pour l'ensemble du département ; 200 décès pour Clermont, 600 pour les autres villes et communes. La part des communes de moins de 5.000 habitants est de 480 décès, en nombre rond, celle des villes plus peuplées de 320. Etant donné les populations respectives des deux groupes, nous trouvons ici 30 décès par 10.000 habitants, là seulement 12.

En réalité, la mortalité des campagnes est plus élevée. Notre expérience personnelle nous permet d'affirmer que les lacunes de la statistique sont plus considérables qu'on ne pense. Lorsqu'on dépouille les bulletins provenant des communes, on est surpris de la rareté avec laquelle dans beaucoup d'entre eux figure le diagnostic de la tuberculose. Quand on connaît ces communes et qu'en outre on a eu soin de se renseigner auprès des médecins, on est bien vite convaincu que nombre de décès par tuberculose ne sont pas portés sur les bulletins, soit volontairement, soit parce qu'on en ignore

l'existence. Comment en serait-il, d'ailleurs, autrement ?
Il n'existe pas dans les communes et les petites villes de
services de constatation des décès. Le médecin se retran-
che derrière le secret professionnel. La famille cache
soigneusement la cause des décès que les préjugés l'ont
habituée à considérer comme une tare pouvant lui porter préjudice. Ce sont les racontars des uns et des autres ;
ce sont les rumeurs de la rue qui servent de base pour la
désignation des causes de décès. Encore faut-il que le
maire, lui-même, n'ait pas des raisons de supprimer de
la liste certaines causes qui, à ses yeux et à ceux de ses
administrés, pourraient jeter du discrédit sur la commune.
Ces lacunes de la statistique nous laissent singulièrement
embarrassés quand il s'agit de dresser le bilan sanitaire
de nos villes et de nos campagnes. Elles nous conduisent
à penser que la mortalité tuberculeuse, en particulier,
est plus fréquente dans nos communes rurales qu'on
se l'imagine. Cela se conçoit du reste aisément.

La tuberculose trouve à la campagne un terrain admi-
rablement préparé et fertilisé : malpropreté générale,
alimentation insuffisante ou mauvaise, logement insalubre réalisant trop souvent une promiscuité dangereuse
non seulement entre hommes mais entre êtres humains
et animaux, surpeuplement, surmenage, alcoolisme, etc...
On voit défiler ici toute la longue théorie des facteurs
étiologiques, dits sociaux, qui y sont réunis et groupés
pour favoriser le développement et la diffusion du contage.
L'incurie, l'ignorance, les préjugés les plus divers et les
plus enracinés ne contribuent pas peu au maintien et à
l'action de toutes ces causes préparantes qui rendent si
faciles l'éclosion et la dissémination de la maladie. La
contagion s'y montre d'autant plus active et puissante
qu'elle s'exerce sur des populations en quelque sorte
primitives où toute notion hygiénique fait défaut, sans
défense par conséquent. Qu'un soldat réformé, qu'un
malheureux phtisique revenant de la ville au foyer natal,
qu'un malade recherchant dans l'air pur des champs

une amélioration à son mal vienne s'installer dans un village indemne jusque-là et l'on pourra voir se créer l'un de ces « nids de tuberculose » d'où le mal va fondre et se disperser sur le voisinage.

Dans notre département, que je connais bien, il faut, pour l'ensemble, évaluer hardiment le nombre des décès annuels à plus de 1.000 et celui des tuberculeux peut en être déduit et estimé à 7.000 ou 8.000. Les réformés tuberculeux forment déjà un contingent de près d'un millier.

Ceux que nous voulons atteindre et surveiller, vis à vis desquels nous aurons à remplir ce rôle d'éducation, de protection et d'assistance si bien défini par M. GRIMANELLI, dans les instructions que nous avons rappelées plus haut, le seront aisément à la ville, plus difficilement à la campagne, et c'est ici que doit surtout s'exercer l'action de nos dispensaires. Il faut donc introduire au plus profond de nos populations rurales « *l'infirmière-visiteuse* », cette « *gardienne de la santé publique* », qui seule nous permettra de détruire le mal à sa racine. « Donner, a-t-on dit, au phtisique quelques conseils de prophylaxie est inutile si l'on ne s'assure pas qu'il les suivra convenablement ». Il faut, d'autre part, dépister les tousseurs, les semeurs de germes inconscients. Le médecin n'a pas le temps d'exercer une surveillance si stricte, si constante, même vis-à-vis de ceux qui sont venus lui demander assistance. A l'égard des autres, son intervention et son insistance paraîtraient intéressées. Il lui faut une *aide* qui, par sa compétence, par son autorité, se fasse écouter des familles dont elle aura gagné la confiance ; ce sera le rôle de l'infirmière-visiteuse.

Dans un département comme le nôtre, comprenant plus de 500.000 habitants et 476 communes, il ne faudrait pas moins de *10 à 12 dispensaires* et d'une *vingtaine* d'infirmières pour satisfaire à tous les besoins. 500 lits de sanatorium et 200 lits d'hôpitaux compléteraient l'armement pour la lutte en faveur des adultes. Pour les enfants, il est difficile de faire une évaluation.

même approximative. L'expérience et le temps peuvent seuls nous y conduire. Mais nous associerons nos efforts à ceux des œuvres déjà existantes et nous constituerons une section de l'œuvre GRANCHER.

Vous devinez facilement ce que serait la dépense d'installation et de fonctionnement d'une telle organisation dont j'ai voulu, dès maintenant, cependant, vous marquer la nécessité. Ce doit être l'objectif constant de nos efforts les plus soutenus, associés à ceux de l'Etat, du département, des communes, des groupements patronaux et ouvriers, des mutualistes, de la population tout entière. Si nous voulons réduire et faire disparaître l'énorme mortalité tuberculeuse qui pèse sur nous, voilà à quoi nous devons tendre.

Supputez le coût des frais de maladie, la perte des salaires, celle du capital humain — la tuberculose frappant surtout à l'âge où l'on produit le plus — et demandez-vous s'il n'est pas urgent de trouver les moyens de récupérer ces millions que nous avons jusqu'ici laissé disparaître, chaque année, sans rien tenter pour les garder. Le mot restera toujours vrai : « *Il n'y a pas de dépenses plus productives que celles qui ont trait à la défense de la santé publique, à l'épargne du capital humain* ». C'est de l'argent placé à très gros intérêts.

J'ai tenu à porter le problème tout entier devant cette assemblée, à vous l'exposer dans toute son ampleur. Mais nous devons procéder par étapes et proportionner nos efforts à nos ressources. Examinons donc maintenant ce qui a été fait et ce qui pourra être fait dans l'avenir le plus prochain.

IV. — QUELQUES RÉALISATIONS

Les Dispensaires
et l'Office Central pendant le premier semestre 1920

Notre action se résume tout entière pour la période parcourue et sera contenue toute pendant quelque temps encore dans celle de nos dispensaires.

Dispensaire de Riom

Le Dispensaire de Riom est un dispensaire de la Croix-Rouge, créé par la *Société française de Secours aux Blessés*. Il s'est ouvert le 4 novembre 1919 et a adhéré à l'Office, aussitôt celui-ci constitué. Installé au second étage d'une maison de la rue Daurat, il a fonctionné dans ce local jusqu'en mai dernier. Son aménagement n'ayant pas paru répondre à toutes les exigences de l'hygiène, il a été transféré rue Lafayette, dans une maison isolée, mise en état avec la subvention de 13.000 francs de la Commission américaine.

Une visite faite par M. le Préfet, assisté de quelques Conseillers généraux, quelques jours après l'ouverture des nouveaux locaux, a permis à l'Administration de se rendre compte de l'effort accompli par le Comité du Dispensaire de Riom et des excellentes dispositions prises.

Les consultations ont lieu une fois par semaine, le mardi après-midi.

Au 30 juin, après huit mois de fonctionnement, 175 personnes y avaient été examinées dont 78 enfants et adolescents au-dessous de 16 ans, 40 hommes et 57 femmes ; 266 consultations avaient été données.

Remplissant sa tâche intégrale, le Dispensaire a distribué des crachoirs de poche et d'appartement, prêté du matériel prophylactique, des chaises longues, donné des lits, des couvertures, du linge, des vêtements, des bons d'aliments, etc. Il a placé ou envoyé à la campagne 20 enfants qu'il fallait enlever à un milieu contaminé ou qui, convalescents et chétifs, avaient besoin d'un séjour au grand air ; 4 tuberculeux avancés ont été hospitalisés par ses soins ; 7 autres envoyés dans un sanatorium.

Tous les malades inscrits ont été visités par l'infirmière visiteuse, les Dames de la Croix-Rouge qui lui sont adjointes et, dans les campagnes, par des personnes dévouées qui veulent bien s'intéresser à l'œuvre du Dispensaire de Riom.

Ce Dispensaire, présidé d'abord par M. DE CHABROL puis par M. FÉRY D'ESCLANDS, sous l'impulsion de zélatrices ardentes qui seraient trop nombreuses à nommer, a parfaitement compris sa tâche et s'efforce, en outre, de répandre le plus possible l'éducation hygiénique au moyen de conférences, distributions de brochures, tracts, articles de presse, etc.

Les résultats de cette propagande se sont traduits par l'accueil chaleureux fait au Dispensaire de Riom où l'on s'est rendu de tous les points de l'arrondissement et qui a vu, sur 175 personnes examinées, 91 venues de divers cantons et même d'autres arrondissements. Des groupements nombreux, des associations charitables ont tenu à cœur de lui venir en aide et nous devons ici, tout particulièrement, citer la Conférence de Saint-Vincent-de-Paul qui lui a fait un don important destiné à l'amélioration et à l'assainissement des logements des malades pris en charge par le Dispensaire.

Depuis le mois de mai, une infirmière visiteuse diplômée y a été envoyée par la Commission américaine, à la demande du Comité du dispensaire. Mlle LAFFARGUE a apporté au Dispensaire de Riom un élément considérable de prospérité et d'activité, par la haute autorité, l'entrain et le précieux dévouement avec lesquels elle remplit ses fonctions.

Dispensaire de Clermont

Le Dispensaire de Clermont est un dispensaire *municipal* rattaché à l'Office. Il est confortablement installé dans une annexe de l'Hôpital-Général, rue Sainte-Rose, en attendant d'être transféré dans un bâtiment voisin où il sera plus au large et fera partie d'un ensemble d'œuvres d'assistance et de prophylaxie des plus intéressantes.

Le local actuel a été mis à la disposition du Dispensaire grâce à la complaisance et à la générosité de la Commission administrative des Hospices qu'on ne saurait trop remercier, grâce surtout à M. le Docteur VIGENAUD qui, en sa double qualité de Maire et de président de la Commission, a tenu à favoriser et à faire aboutir une création dont il savait tout l'intérêt et toute la haute portée sociale. Le Docteur VIGENAUD a été, dans notre ville, l'un des apôtres de la lutte antituberculeuse. Il a prêché la croisade dans ses conférences de chaque hiver, à l'Université. Il est entré, lui aussi, en pourpalers avec la Commission américaine en vue de l'organisation d'un dispensaire municipal dont il a fait dresser les plans. Il a présidé les belles séances d'avril 1919 au Théâtre et a fait un vibrant appel à la population. Son concours nous est acquis tout entier à des titres multiples, à l'Office dont il sera un des membres influents, à l'Administration des Hospices dont il est devenu le vice-président et où il surveille la construction de la Maison de la santé publique issue de sa pensée, au Dispensaire dont il a bien voulu accepter d'être le médecin-chef. Sa sollicitude pour les tuberculeux va encore doter l'organisation départementale de 40 lits à l'hôpital de Clermont, réunis en deux salles parfaitement aménagées avec une magnifique véranda qui permettra la cure d'air aux malades.

M. le Docteur MARCOMBES, dont vous connaissez l'esprit d'initiative, a succédé à M. le Docteur VIGENAUD à la mairie de Clermont. Adoptant la plupart de ses idées en matière d'hygiène sociale, il a réalisé celles encore en suspens. Le Dispensaire lui doit déjà beaucoup. Il est disposé à faire plus encore. Nous n'aurons que trop souvent l'occasion de lui rappeler ses promesses et nous n'y manquerons pas. Pour le moment, le crédit municipal inscrit au budget est de 5.000 francs ; il sera au moins doublé l'an prochain.

Avec le concours de médecins dévoués et d'une compétence éprouvée, de savants et habiles collaborateurs qui lui ont apporté jusqu'à ce jour une aide purement gracieuse ; sous l'impulsion de Mlle BAUER qui en a pris la charge, en attendant de remplir toutes ses fonctions d'Inspectrice départementale des dispensaires et des infirmières visiteuses, le Dispensaire de Clermont, malgré trois mois seulement d'existence, a fait d'excellente besogne.

Au 30 juin, le nombre des malades inscrits était de 130 appartenant à 100 familles. Le nombre des examens médicaux était de 328, intéressant 48 enfants et adolescents de moins de 16 ans, 44 hommes et 38 femmes.

L'assistance sociale y est donnée aux malades et à leurs familles comme à Riom. Le même souci de l'éducation hygiénique populaire y domine. Par ses soins, 5 malades avancés ont été hospitalisés, 8 autres curables ont été admis à la station sanitaire des Roches ou dans une maison de cure et de repos, 14 enfants ont été envoyés à la montagne ou dans un préventorium. Le Dispensaire de Clermont, comme celui de Riom, s'emploie à faire obtenir aux malades des subsides des administrations de bienfaisance ou des patrons et se tient en contact étroit avec les œuvres d'assistance publique et privée, avec les institutions d'hygiène. Le Dispensaire de Clermont sera un utile et précieux indicateur pour le Bureau d'Hygiène Municipal, en ce qui concerne l'assainissement du logement populaire.

Disons encore que l'influence de nos infirmières à réussi à renvoyer à la terre quelques pauvres victimes de l'exode rural, si funeste à tant de déracinés de nos communes rurales.

Le Dispensaire de Clermont est doté d'un service central de *bactériologie*, de *radiologie*, de *laryngologie* et d'un service *dentaire* qui sont à la disposition de tous les autres dispensaires. Il y a été pratiqué 80 examens de crachats et fait 41 examens radiologiques si nécessaires, si indispensables même pour confirmer le diagnostic précoce de la maladie et permettre aussi d'en suivre l'évolution.

Mlle BAUER, qui a dirigé le travail journalier du Dispensaire, à côté du Médecin-Chef et des médecins consultants, et qui en a été la cheville ouvrière, a apporté à sa tâche des qualités de savoir, de cœur, d'autorité et de tact hautement appréciés par tous ceux qui l'ont approchée. Elle est vite devenue, comme Mlle LAFFARGUE, à Riom, l'amie des familles qu'elle visite ; elle obtient tout de ses malades. Nous ne saurions trop dire la confiance qui doit lui être accordée et la reconnaissance que nous lui devons.

Elle a été aidée par des dames de la Croix-Rouge, appartenant à la Société française de Secours aux blessés, et à l'Union des Femmes de France, qui, là encore, ont montré tout ce qu'on est en droit d'attendre d'une étroite union, d'une féconde collaboration de nos Sociétés de la Croix-Rouge et de leur participation à l'organisation et à la gestion des œuvres sociales.

Ajoutons, pour compléter l'exposé de ce qui s'est fait au Dispensaire de Clermont, que, dès l'ouverture, il a été adressé une lettre à tous les médecins de l'arrondissement pour expliquer les attributions et le fonctionnement du nouvel organisme qui venait d'être institué et pour leur demander leur concours qui s'est manifesté avec un empressement dont nous avons été touchés.

La participation des praticiens à notre œuvre est une des conditions principales de sa réussite. Nous ne saurions trop y tenir. Rien ne peut être fait sans elle.

Le Dispensaire de Clermont est ouvert trois fois par semaine, les mardis, jeudis et samedis matin. Il a été visité, au cours de la session de mai, par le Conseil général qui a pu en apprécier la parfaite ordonnance.

Dispensaire de Thiers

Le Dispensaire de Thiers est prêt et sera mis en marche dans les premiers jours d'août. Il est constitué sous les auspices de divers groupements locaux et régionaux (Municipalité, Croix-Rouge, mutualité, industriels), et réalisera de ce fait un type des plus recommandables. Il est situé dans un bâtiment de l'Hospice de Thiers, mis à sa disposition par la générosité de la Commission administrative des Hospices, dont M. Emile Guionin est le vice-président.

Dispensaire d'Issoire

Le Dispensaire d'Issoire, situé aussi dans une annexe de l'Hospice, achève son aménagement et pourra être inauguré à peu près à la même époque. Il y a lieu d'espérer qu'il réunira les mêmes concours. Le corps médical a donné son adhésion ; M. Cibrand, maire d'Issoire, s'est mis à notre entière disposition et nous avons trouvé auprès du Docteur Delanef une aide empressée.

Dispensaire d'Ambert

Pour le Dispensaire d'Ambert, il reste encore à régler un certain nombre de questions, mais tous nous permet de croire qu'à l'automne prochain, peut-être même avant, il sera à son tour en plein fonctionnement.

Tous nos arrondissements seront alors pourvus et la lutte définitivement engagée. Elle sera résolument et énergiquement conduite. Que le Conseil général nous continue, avec sa confiance, la subvention promise annuellement et une première fois accordée ; que la Commission américaine nous vienne encore un peu en aide et nous vaincrons toutes les difficultés. L'étroit accord de toutes nos volontés est la condition première et indispensable de notre réussite. Seul, il peut permettre à l'œuvre d'utilité publique inaugurée de durer et de se développer.

L'action directe de l'Office Central

L'Office central s'est employé, depuis sa fondation, à commencer la propagande nécessaire et à réunir les concours désirables. Il s'est occupé, en outre, de diverses questions dont je dois dire maintenant quelques mots.

Comme il en avait mandat, il a surveillé l'aménagement des dispensaires d'arrondissement et a réparti les fonds destinés à cet effet, soit : 3o.ooo francs pour le Dispensaire de Clermont, 13.ooo francs pour celui de, Riom, 13.ooo francs pour celui de Thiers, 7.ooo francs pour celui d'Issoire, 7.ooo francs pour celui d'Ambert. Il reste encore à verser 6.ooo francs à Thiers et les allocations d'Issoire et Ambert qui leur seront payées sitôt les dispensaires achevés.

Un appel pressant a été fait auprès des Municipalités, dont on attend encore la réponse, qui parviendra, sans doute, quand les Conseils municipaux auront pu se réunir et délibérer.

Des infirmières-visiteuses ont été recrutées. Une d'elles, Mlle Dupuy, a déjà terminé ses études et est affectée au Dispensaire de Clermont. Une autre, Mlle Arnaud, fille d'un de nos collègues, est en cours d'études. Quatre autres vont être proposées au choix du Conseil d'administration et pourront commencer leurs études à la rentrée des vacances. La Commission américaine a attribué ou a promis à toutes des bourses, suivant ses engagements. Mais nous ne saurions toujours rester tributaires des autres Ecoles, pour la formation de nos infirmières, et nous devrons organiser un enseignement spécial à l'Ecole d'Infirmières de Clermont, après entente avec l'administration préfectorale.

L'office est intervenu réçemment, lors du vote du budget à la Chambre des députés, pour demander aux membres de cette assemblée, élus dans le Puy-de-Dôme, de voter l'amendement de M. DE ROTSCHILD, consacrant

« trois millions » à l'œuvre des dispensaires. Le Gouvernement n'avait proposé que 3oo.ooo francs. Le crédit de 3.ooo.ooo de francs a été voté, soutenu par nos députés, parculièrement par M. le docteur CLAUSSAT, qui a vivement insisté et que nous devons remercier de son intervention.

Il était question, au Sénat, d'imputer ce crédit sur le produit des jeux. C'était le rendre bien aléatoire et nous avons écrit à tous nos sénateurs pour leur demander d'en requérir le maintien comme un crédit ordinaire du budget. Nous voulons espérer que leur intervention, si elle est nécessaire, aura le même succès qu'à la Chambre des députés.

L'Office devra continuer à suivre de près les travaux des dispensaires, afin de les aider à remplir leur mission ; vos diverses Commissions s'y emploieront de leur mieux. Celle de l'Assistance se réunit régulièrement deux fois par mois et étudie les demandes qui lui sont présentées en faveur des personnes prises à charge par le Dispensaire de Clermont. Le dispensaire de Riom, dans la gestion duquel nous n'avons pas à intervenir, chaque dispensaire associé gardant son autonomie, agit au mieux des intérêts de ses malades.

Divers projets sont à l'étude sur lesquels il serait trop long d'insister. Disons simplement que l'Office pourra être appelé à s'intéresser dans la mesure de ses disponibilités à l'amélioration d'une maison de cure d'air à St-Amand-Tallende où nos dispensaires pourront disposer en permanence des places qui leur seront nécessaires.

Enfin, un projet de préventorium pour enfants est envisagé par les Sociétés de la Croix-Rouge. Chaque dispensaire n'aura qu'à payer la part qui lui incombera dans l'entretien des enfants qu'il y placera. Ce sera l'objet d'une convention à intervenir entre les gestionnaires du préventorium et l'Office agissant au nom des dispensaires adhérents.

COMPTES ET BUDGET

Le côté budgétaire par lequel nous devons terminer ce trop long rapport, ne nous retardera que peu. Ce n'est, en effet, qu'en fin d'année que nous pourrons établir nos comptes. Mais voici quelques renseignements :

L'Office a réuni, à ce jour, une centaine d'adhérents : 7 membres bienfaiteurs, 38 membres fondateurs, 42 membres actifs et 6 membres associés ou adhérents. Le total des souscriptions des bienfaiteurs et des fondateurs forme une première somme de 7.700 francs placée statutairement à la réserve et qui produira un revenu annuel de 350 francs environ. Il s'y ajoutera les 439 francs des cotisations annuelles, auxquelles, nous voulons l'espérer, viendront s'en ajouter beaucoup d'autres.

Je rappelle que le Comité d'assistance au Tuberculeux militaires et celui d'assistance aux démobilisés lui apportent une cinquantaine de mille francs, dont une moitié avec affectation spéciale, soit aux Dispensaires de Clermont et de Riom, soit aux tuberculeux militaires. Le Dispensaire de Clermont est en partie alimenté par le budget municipal dans les conditions que j'ai indiquées plus haut. Enfin, il faut faire entrer en ligne de compte la subvention départementale de 50.000 francs qui est actuellement notre principale ressource. Celle-ci n'a pas encore encore été touchée. Une délibération du Conseil général a dû modifier le libellé primitif qui ne permettait pas le paiement direct de la somme entre les mains de notre trésorier. A la session d'avril le libellé a été transformé, mais les délais administratifs d'approbation ministérielle ont retardé jusqu'à ce jour le versement à l'Office.

La subvention départementale sera répartie, cette année, entre les cinq dispensaires, au prorata de la population à desservir, ainsi que l'engagement en a été pris. Il y aura lieu cependant de tenir compte de certaines considérations particulières. C'est ainsi que le Dispensaire de Clermont avec ses laboratoires et ses services centraux, avec la population ouvrière considérable du chef-lieu devra avoir un taux de répartition un peu plus élevé. Thiers devra avoir aussi un coefficient de répartition un peu plus fort pour faire face aux besoins d'une population industrielle où sévit fortement la tuberculose. Enfin, il sera tenu compte, pour l'exercice en cours, du temps de fonctionnement.

Les dépenses actuelles de fonctionnement des Dispensaires de Clermont et de Riom peuvent être évaluées à une dizaine de mille francs.

Ainsi que nous avons eu l'occasion de l'écrire ailleurs, *« les ressources malheureusement ne seront jamais à là hauteur des besoins* ! »

A quelle somme correspondront ceux des dispensaires du Puy-de-Dôme et du fonctionnement général de l'Office ?

Seule une première année d'expérience nous permettra de l'évaluer approximativement.

Mais ce que nous savons des dispensaires des autres départements nous permet d'affirmer qu'il ne nous faudra pas moins de *150.000 francs* pour une action restreinte et dont le développement exigera des ressources beaucoup plus considérables encore. Le seul fonctionnement technique (entretien des locaux, médecins, infirmières, laboratoires, outillage, prêt de matériel prophylactique, désinfectants, etc.) exigera un crédit annuel minimum de 75.000 francs. Pour faire face aux besoins si urgents et si considérables de l'aide sociale, il ne nous restera que bien peu, même si nous arrivions à constituer un tel budget.

Parmi les frais de fonctionnement technique, nous avons indiqué les frais médicaux. Les médecins devront, en effet, recevoir une indemnité aussi en rapport que possible avec les services rendus. S'ils ont, au début, pour favoriser l'entrée en action de la lutte antituberculeuse, donné leur concours à titre gracieux, il n'est pas juste de faire reposer en permanence les œuvres sociales sur un tel désintéressement. Comme on l'a fort bien dit : « le dispensaire caractérise l'évolution de la médecine vers la prévention des maladies. La médecine sociale devient une réalité. Le médecin devra pouvoir vivre désormais non seulement de médecine curative mais de prophylaxie. Il faut, vis-à-vis de lui, abandonner ce calcul qui trop souvent préside au règlement des services rendus à la bienfaisance et au régime hospitalier. Il faut que la rétribution du médecin des pauvres cesse d'être fixée à des taux dérisoires. Le paiement du salaire est une loi aussi sacrée à l'égard du travailleur intellectuel que du simple ouvrier. »

Nos dépenses en seront évidemment augmentées, mais la contribution de l'Etat, du département, des communes, celle des divers groupements mutualistes, des grandes usines qui voudront certainement nous aider et procurer à leurs ouvriers les avantages de notre organisation, la quote part de la population à qui nous ferons appel par tous les moyens, nous permettront, j'espère, de faire face à nos engagements. Une judicieuse utilisation des ressources mises à la disposition de nos protégés par les lois d'assistance et d'hygiène diminuera, d'autre part, nos frais.

Telles sont les considérations un peu longues peut-être, mais non sans intérêt, qu'il m'a paru nécessaire ou opportun de développer devant vous aujourd'hui. Vous savez maintenant de quoi il s'agit, ce qu'il nous reste à faire. Mettons-nous tous à l'œuvre et ayons confiance ; la solution du problème de la tuberculose n'a déjà été que trop longtemps retardée.

RAPPORT DU TRÉSORIER

Messieurs,

La situation financière que j'ai l'honneur de vous présenter est une situation de début et présente par conséquent une importance très relative.

Du côté RECETTES, en effet, l'Office n'a perçu, en dehors de la subvention de la Commission ROCKEFELLER, qu'une somme de 6.968 fr. 40, représentant le montant des souscriptions recueillies jusqu'à ce jour, et les intérêts des sommes déposées en banque ou employées en Bons de la Défense Nationale.

Les formalités administratives nécessaires pour que l'Office puisse recevoir la subvention du Conseil général du Puy-de-Dôme et les fonds provenant de la liquidation des Œuvres d'Assistance aux Démobilisés et aux Tuberculeux militaires ne sont pas encore terminées. Nous devons donc attendre, pour en faire état, que les autorisations nécessaires aient été données. Espérons que cela ne saurait tarder.

Les DÉPENSES, de leur coté, ont été heureusement des plus réduites par suite des difficultés matérielles qui ont retardé la création de trois dispensaires d'arrondissement. Les fonds disponibles de ce chef ont été employés partie en Bons de la Défense Nationale, partie en souscription à l'emprunt 5 % 1920.

Les comptes s'établissent en conséquence de la façon suivante à la date du 30 juin 1920.

Recettes encaissées

1º Subvention ROCKEFELLER	76.200	»
2º Souscriptions	6.968	40
3º Intérêts des fonds disponibles	791	52
TOTAL DES RECETTES . . .	83.959	92

Dépenses payées

1º Dispensaire de Clermont-Ferrand (1) :
    Installation et aménagement. 26.387 42
    Assistance . . . .   140 » 26.527 42

2º Dispensaire de Riom :
    Installation. . . . . 13.000 »

3º Dispensaire de Thiers :
    Installation *(acompte)* . . . . 7.000 »

4º Caisse du Secrétariat pour dépenses courantes. . . . . 177 »

5º Frais divers de banque 16 25

              Total des dépenses . . . 46.720 67

Fonds disponibles :

Emprunt 5 % 1920 (1.250 francs
    de rente . . . . 25.000 »
Bon de la Défense Nationale . . 10.000 »
Compte courant 1.429 25
Espèces en caisse . . . . 810 » 37.239 25

        Total égal au montant des recettes. 83.959 92

---

(1) Ne sont portées ici que les seules dépenses du Dispensaire de Clermont actuellement payées et imputables à l'Office. — La partie des dépenses de ce Dispensaire incombant au budget de la Ville de Clermont-Ferrand ne figure pas à ce compte.

BILAN au 30 JUIN 1920

Actif

Avoir en espèces ou en valeurs.	37.239	25
Subvention du Département (non encore touchée).	5o.ooo	»
Comité d'Assistance aux Démobilisés (dévolution d'une partie de l'actif) (1). . . .	25.ooo	»
Comité d'assistance aux Tuberculeux militaires (actif) (1).	27.ooo	»
Dispensaires (matériel et approvisionnement).	18.ooo	»
Total.	157.239	25

Passif

Dû à divers.	5.ooo	»
Excédent de l'actif. . .	152.239	25

(1) A percevoir après autorisation administrative.

Dispensaire de Clermont=Ferrand[1]

(Hôpital général. — Rue Sainte-Rose.)

Consultations le mardi, jeudi et samedi matin, de 9 heures 1/2 à 11 heures 1/2

Médecin chef : M. le Docteur VIGENAUD.
Médecins consultants : MM. les Drs DE CISTERNE, GRASSET, MORNAC.
Laryngologie : MM. les Drs DURIF et GILLARD.
Radiologie : M. le Dr DECHAMBRE.
Bactériologie : M. GROS.
Service dentaire : MM. les Drs FICHOT et BIGNAT.
Infirmière-Visiteuse chef : Melle BAUER (2).
Infirmière-Visiteuse : Melle J. DUPUY.
Assistantes : Dames de la Croix-Rouge (Société française de Secours aux Blessés et Union des Femmes de France).

Résumé des opérations

Nombre de personnes examinées. 13o
— de familles auxquelles appartenaient ces personnes 100
— d'inscrits n'appartenant pas à la commune de Clermont 22
— d'examens médicaux faits 328
— d'examens de crachats. 8o
— — — — positifs 21
— d'examens radiologiques 41
— de personnes visitées par les infirmières-visiteuses 106
— de familles visitées 78

Nombre de placements { dans les hôpitaux 5
dans les sanatoriums ou maisons de cure 8
dans les préventoriums (enfants) . 3

---

(1) Ouvert le 23 mars 1920.
(2) Mlle BAUER est en même temps Inspectrice départementale des Infirmières-Visiteuses.

Dispensaire de RIOM [1]

Rue Lafayette n° 73

Consultation le mardi après-midi de 14 à 16 heures.

Médecin : M. le Dr SIGAUD.

Infirmière-Visiteuse : Melle LAFFARGUE.

Assistantes : Dames de la Croix-Rouge (Société française de Secours aux Blessés).

Résumé des opérations

Nombre de personnes examinées 175
—   de familles auxquelles appartenaient ces personnes 171
—   d'inscrits étrangers n'appartenant pas à la commune de Riom 91
—   d'examens médicaux faits 273
—   d'examens de crachats 8
—   d'examens radiologiques . . . . »
—   de personnes visitées par l'infirmière-visiteuse . . . . »
—   de familles visitées 171

Nombre de placements
- dans les hôpitaux 4
- dans les sanatoriums ou maisons de cure 7
- dans les préventoriums (enfants). . 8

Nombre d'enfants envoyés l'été à la montagne . . 12
—   de malades signalés aux Administrations de bienfaisance ou aux chefs d'industrie . 12
Changement de profession conseillés et obtenus . 8

---

[1] Ouvert le 4 novembre 1919.

Répartition par âge et par sexe des personnes examinées aux dispensaires de Clermont et de Riom
— NOMBRE DE MALADES RECONNUS TUBERCULEUX —

AGE	DISPENSAIRE DE CLERMONT				DISPENSAIRE DE RIOM				OBSERVATIONS
	SEXE MASCULIN		SEXE FÉMININ		SEXE MASCULIN		SE XE FÉMININ		
	Nombre des Consultants	Nombre de Malades reconnus Tuberculeux	Nombre des Consultants	Nombre de Malades reconnus Tuberculeux	Nombre des Consultants	Nombre de Malades reconnus Tuberculeux	Nombre des Consultants	Nombre de Malades reconnus Tuberculeux	
Au dessous de 5 ans . .	6	o	6	o	»	»	»	»	La statistique du dispensaire de Riom ne nous a pas permis d'indiquer le chiffre des malades reconnus tuberculeux.
de 6 à 10 ans . . .	9	2	10	2	18	»	15	»	
de 11 à 15 ans . . .	9	2	8	3	23	»	22	»	
de 16 à 20 ans . . .	1	o	5	3	14	»	11	»	
de 21 à 30 ans . . .	17	8	13	5	12	»	16	»	
de 31 à 45 ans . . .	16	9	16	10	6	»	18	»	
de 45 ans et au-dessus	10	7	4	2	8	»	12	»	
TOTAL . . .	68	28	62	25	81	»	94	»	

Total des Consultants 130
Total des reconnus tuberculeux. 53
soit 40,7 %

Total des Consultants 175
Total des reconnus tuberculeux. »
soit » %

OFFICE CENTRAL D'HYGIÈNE SOCIALE
et de PRÉSERVATION ANTITUBERCULEUSE
DU PUY-DE-DÔME

DISPENSAIRE de CLERMONT-FERRAND

Lettre aux Médecins de l'Arrondissement

Clermont-Ferrand, le 25 avril 1920.

Monsieur le Docteur,

Nous avons l'honneur de vous informer que la Ville de Clermont a créé, avec le concours de l'Office central d'Hygiène Sociale et de préservation antituberculeuse du Puy-de-Dôme, subventionné par le Département, et celui de la Commission américaine pour la Prophylaxie de la Tuberculose en France, dans les dépendances de l'Hôpital-Général, rue Sainte-Rose, un Dispensaire antituberculeux qui sera ouvert tous les mardis, jeudis et samedis, de 9 heures 30 à 11 heures 30 du matin et de vous faire connaître les conditions de fonctionement de cet établissement.

Le Dispensaire de Clermont n'est pas seulement destiné à la population urbaine mais à celle de tout l'arrondissement. Il s'adresse aux indigents, aux familles nécessiteuses et, tout particulièrement, aux réformés tuberculeux privés de ressources qui y seront admis sur production de leur titre de réforme.

Le Dispensaire de Clermont n'est et ne sera pas « **une consultation médicale pour tuberculeux** » où les médecins se liveront simplement à des examens de malades suivis de prescriptions médicamenteuses et de quelque conseils hygiéniques. C'est un dispensaire D'HYGIÈNE SOCIALE, un dispensaire de prophylaxie du type Calmette aujourd'hui si universellement connu et répandu, c'est-à-dire un organisme essentiellement d'édueation populaire, de propagande et de préservation antituberculeuse apportant une attention toute spéciale à la protection de l'Enfance. C'est, pour employer le nom que le Professeur Calmette avait lui-même donné à son dispensaire de Lille, une sorte de « PRÉVENTORIUM ».

Rechercher les cas de Tuberculose, enquêter sur les sources de contamination et sur tous ceux qu'elle menace, faire l'éducation prophylactique des malades et de leurs familles, assainir les foyers de contagion, assister les malades, exercer sur eux une surveillance hygiénique, les trier puis ou les laisser à domicile ou les isoler, c'est-à-dire les placer, suivant leur état, à la campagne, dans les maisons de cure, les sanatoriums, les hôpitaux, tel est le rôle du Dispensaire bien clairement et nettement défini. Il se résume dans cette autre formule aussi concise que précise de l'un des Vice-Présidents du Comité National de Défense contre la Tuberculose, M. Ed. FUSTER : « Dépister, éduquer, assainir, assister ».

Voici comment nous avons essayé de traduire pratiquement cette formule dans notre règlement de l'Office Central :

1° Diagnostic précis et précoce, à l'aide de tous les procédés cliniques et techniques qui pourront être réclamés par les médecins traitants ou qui seront reconnus utiles par les médecins du dispensaire ;

2° Conseils d'hygiène et de prophylaxie à toutes les personnes qui se présenteront directement au dispensaire ou y seront adressées par leurs médecins ;

3° Surveillance hygiénique des malades et éducation prophylactique de la famille à l'aide d'un personnel spécialisé, dirigé par le Médecin-chef du Dispensaire et mis à la disposition de tous les médecins qui le demanderont, dans la mesure des ressources disponibles ;

4° Bénéfice procuré à tous les malades et à leurs familles, remplissant les conditions fixées par les lois et règlements, des avantages des diverses lois d'assistance et d'hygiène, spécialement ici en ce qui concerne la désinfection et l'assainissement ; assistance directe par le Dispensaire s'il y a lieu;

5° Distribution de produits (désinfectants) ou objets et appareils (crachoirs, thermomètres, sacs à linge sale, etc.); prêt de matériel prophylactique.

EN AUCUN CAS, LE DISPENSAIRE N'ASSURERA DIRECTEMENT LE TRAITEMENT CONTINU DES MALADES QUI SERA TOUJOURS RÉSERVÉ AU MÉDECIN DE LA FAMILLE.

Le Dispensaire ne délivera donc ni ordonnances ni médicaments aux malades envoyés par leurs médecins ou à ceux venus d'eux-mêmes qui seront susceptibles d'être ensuite traités par un médecin. Ces malades recevront une fiche de diagnostic précisant les lésions dont ils sont porteurs et indiquant la conduite à tenir à leur égard. Chaque fois que ce sera possible, le Dispensaire exercera sur ceux qui en auront besoin et sur leur famille une surveillance hygiénique qui permettra de faire leur éducation, celle de leur entourage, d'assurer toutes les précautions nécessaires pour prévenir les contaminations, de préserver les sujets encore sains, surtout les enfants. Cette surveillance, facile à réaliser immédiatement dans la population urbaine, ne pourra malheureusement s'étendre à la campagne qu'au fur et à mesure que s'accroitront nos finances et nos moyens d'action et que par suite pourra aussi augmenter le nombre de nos infirmières-visiteuses :

En résumé, le Dispensaire antituberculeux de Clermont offre aux médecins de la ville et de l'arrondissement, pour les familles nécessiteuses auxquelles ils s'intéressent, ainsi qu'à toutes les personnes qui ne peuvent y avoir spontanément recours, faute des ressources suffisantes, ses moyens spéciaux d'investigation (examens cliniques, bactériologiques, radiologiques, oto-rhinolaryngologiques, stomatologiques, etc.). Il met à leur disposition, dans la mesure de ses possibilités, ses infirmières-visiteuses, aides particulièrement précieuses, compétentes et convaincues du corps médical, sachant se renfermer strictement dans le domaine déjà si vaste et d'une si capitale importance qui leur est confié, puisque c'est à elles que reviendront tout le soin et toute la responsabilité de l'enquête sociale et de la surveillance hygiénique.

Organe de dépistage, de diagnostic précoce et précis par tous les procédés scientifiques d'exploration en usage, le Dispensaire a pour objectif de permettre aux médecins de donner aussi rapidement que possible à leurs clients besogneux tous les soins, tous les conseils qui aideront aux uns à se débarrasser d'une infection au début, aux autres de lutter souvent avec avantage contre une maladie déjà plus ou moins avancée, à tous de ne pas disséminer le contage autour d'eux et de garantir la famille. Il assistera, dans toute la mesure du possible, tous ceux qui en auront besoin et que vous voudrez bien lui signaler. Il sera bien entendu, toutefois, que cette assistance sera toujours en nature (secours de literie, de lingerie, de vêtements, de loyer parfois, bons d'alimentation, etc.), et qu'elle ne pourra être faite que tout à fait exceptionnellement en argent.

Ajoutons que le Dispensaire est placé sous le contrôle du Bureau municipal d'Hygiène et de l'Office Central d'Hygiène sociale auxquels il est rattaché.

Nous sommes persuadés, après ces explications et ces renseignements, que vous accuillerez avec empressement cet organisme qui, tout en laissant au médecin praticien son rôle intégral, tout en respectant ses intérêts et les conciliant avec ceux de la collectivité, nous permettra d'entamer et de réduire enfin une des causes les plus puissantes de dépopulation, de faiblesse par conséquent et de ruine pour notre pays qui, au lendemain des pertes sanglantes qu'il a subies a un besoin urgent de récupérer toutes ses forces et toute son énergie.

Nous serions très heureux que vous veniez visiter notre installation et vous rendre compte par vous-mêmes de son fonctionnement, convaincus qu'il en résultera entre nous l'accord le plus parfait et cette précieuse et amicale collaboration sans laquelle nos efforts séparés resteraient infructueux.

Notre étroite union est le seul moyen de mener à bien cette lutte indispensable contre le plus répandu et le plus mortel des fléaux, lutte qu'aucun médecin ne peut pas ne pas vouloir.

Le Président de l'Office Central d'Hygiène sociale et de préservation antituberculeuse :

G. ALBERT.

Le Maire de la Ville de Clermont-Ferrand :

D' MARCOMBES.

Le Serétaire Général de l'Office, Directeur des Services d'Hygiène :

D' GAUTREZ.

Liste des Membres de l'Office Central

Membres Bienfaiteurs

CAISSE D'EPARGNE DE CLERMONT-FERRAND, avenue Carnot.

M. CHALUS Maurice, Banquier, 11 *bis*, rue Montlosier.

CHAMBRE DE COMMERCE DE CLERMONT-FERRAND.

MM. CONCHON-QUINETTE, Industriel, 14, Boulevard Pasteur.

COTE Henri, 7, place Michel-de-l'Hospital.

ROUZAUD, Industriel, Royat.

Mme VANDRAND, aux Zanières-d'Apchat, par Ardes-sur-Couze.

Membres Fondateurs

M. ALBERT, Président honoraire du Tribunal civil, 26, avenue des Etats-Unis.

Mme BLANCHARD, 17, rue Blatin.

MM. Dr BLATIN Marc, Conseiller général, 7, place Michel-de-l'Hospital.

Dr BOUSQUET, Directeur de l'Ecole de Médecine, 41, cours Sablon.

CHAVASTELON, Doyen de la Faculté des Sciences, 28, rue Bansac.

CHOMETTE-FLEURY, ancien Juge, 2, rue Pascal.

CHOMETTE Paul, Avocat, 2, rue Pascal.

COMITÉ D'ASSISTANCE AUX TUBERCULEUX MILITAIRES, Clermont-Ferrand.

COMITÉ DE LA SOCIÉTÉ FRANÇAISE DE SECOURS AUX BLESSÉS DE CLERMONT-FERRAND.

MM. DEMNARD, Notaire, 1, place Delille.

DESDÉVISES DU DEZERT, Doyen honoraire de la Faculté des Lettres, 5, avenue de Royat, à Chamalières.

DISPENSAIRE ANTITUBERCULEUX DE RIOM.

M. Dr Dubois, 6, avenue de l'Observatoire.

Mme Dumont, Directrice de l'*Avenir du Puy-de-Dôme*, 15, rue du Port.

MM. Gagnière, Pharmacien, 6, rue Ballainvilliers.

Dr Gautrez, Directeur des Services d'Hygiène, 41, cours Sablon.

Gros, Pharmacien, 13, place Delille.

Ligue Nationale contre l'Alcoolisme (section de Clermont-Ferrand).

Mgr Marnas, Evêque de Sura, Coadjuteur de Mgr l'Evêque de Clermont, 23, rue Pascal.

MM. Dr Marcombes, Maire, 5, place Delille.

Dr Moncorgé, 6, quai d'Orléans, Paris (l'été au Mont-Dore).

Dr Mornac, Professeur à l'Ecole de Médecine, 15, place Delille.

Dr Piollet, Professeur à l'Ecole de Médecine, 6, rue Blatin.

Dr Planchard, Président du Syndicat des médecins, 8, rue Latour-d'Auvergne.

Dr Sabourin, à Durtol.

Société des Charbonnages du Centre, à Charbonnier.

Société des Houillères de Commentry, à Saint-Eloy-les-Mines.

Société des Houillères de Messeix, 2, cours Sablon.

Société Française de Secours aux Blessés (Délégation régionale).

Syndicat des Médecins du Puy-de-Dome.

MM. Tixier-Aubergier, Président de la Caisse d'Epargne, 25, Boulevard Gergovia.

Tixier-Aubergier fils, 25, Boulevard Gergovia.

Mlle Tixier-Aubergier, 25, Boulevard Gergovia.

Union des Femmes de France (Comité de Clermont-Ferrand), 41, cours Sablon.

Union des Syndicats Ouvriers, place Fontgiève.

MM. Vandrand, Maire d'Apchat, par Ardes-sur-Couze.

Dr Vigenaud, 6, place Gaillard.

Membres Actifs

M. ARNAUD, Architecte, avenue de Lyon.

ASSOCIATION DES ANCIENS ELÈVES DU LYCÉE BLAISE PASCAL.

MM. Dr BELLET, Adjoint au Maire, Montferrand.

Boyer, Inspecteur l'Assistance Publique.

CAUSERET, Recteur de l'Académie.

CHABROL (de), Président d'honneur de la Société française de Secours aux Blessés, à Riom.

CHARDON, Conseiller municipal, 3, avenue d'Italie.

CONSEIL DES CONFÉRENCES DE SAINT-VINCENT-DE PAUL, Clermont-Ferrand.

COIN DE TERRE CLERMONTOIS (Le).

M. Dr DELANEF, à Issoire.

DIACONAT DE L'EGLISE RÉFORMÉE, rue Fontgiève.

M. EBRALY (L'), Avocat, 45, cours Sablon.

FÉDÉRATION DES MUTILÉS DU PUY-DE-DOME.

FÉDÉRATION DES SOCIÉTÉS DE GYMNASTIQUE DU PUY-DE-DOME.

FÉDÉRATION DES SOCIÉTÉS DE PRÉPARATION MILITAIRE DU PUY-DE-DOME.

M. FÉRY D'ESCLANDS, Président du Dispensaire anti-tuberculeux de Riom, à Riom.

FOURNEAU ECONOMIQUE DE CLERMONT-FERRAND.

MM. Dr FOURNIOUX, 34, rue Bansac.

GLANGEAUD, Professeur à la Faculté des Sciences, Boulevard Lafayette.

Mlle GORY ANNE, 4, rue André-Moinier.

Mlle GORY Isabelle, 4, rue André-Moinier.

MM. Dr GRASSET, 3, rue Abbé-Girard.

Dr GUILLEMIN, 11, place du Port.

Dr HUGUET, Professeur à l'Ecole de Médecine.

JALENQUES, Avocat, cité Chabrol.

Mme JARDET, avenue Archon-Despérouses, à Riom.

MM. Jarrier, Architecte, 7, rue Bardoux.

Jouve, Conseiller municipal, 8, rue Victor-Hugo.

Dr Lacroix, à Pont-du-Château.

Mathias, ancien Doyen de la Faculté des Sciences. côte des Landais.

Dr Michel, Maire de Montaigut-en-Combrailles.

Dr Moureyre, 23, avenue des Etats-Unis.

Œuvre des Enfants a la Montagne.

M. Dr Pakowsky. 11, Boulevard Lafayette.

Presbytère de l'Eglise Réformée.

Société d'Enseignement privé.

Société d'Encouragement la Petite Propriété.

MM. Tallon André, Avocat, à Riom.

Toureng, Inspecteur d'Académie.

Union des Sociétés de Secours Mutuels du Puy-de-Dome.

Mlle Doctoresse Valleix, 3o, rue Georges Clemenceau.

M. Dr Veyrières, à La Bourboule.

Membres Associés

Mlle Boudal, Institutrice au Salet, par Courpière.

Mlle Colin-Desgenestes, à Crevant.

M. Chardeaux, Inspecteur primaire, 21, rue Font-gièvre.

Mlle Fayollet, cours Sablon.

Membres Adhérents

M. Pallier, ancien Professeur, à Châteauneuf-les-Bains.

Mme Pallier, Institutrice en retraite, à Châteauneuf-les-Bains.